訂製妳的專屬美麗

整形美容的藝術與科學

陳武——著

從基礎護膚到高階整形

全方位打造理想之美

擁有美麗的容顏是每個人與生俱來的權利

從改變不良習慣開始，重新塑造美麗
正確認識整形的各種知識

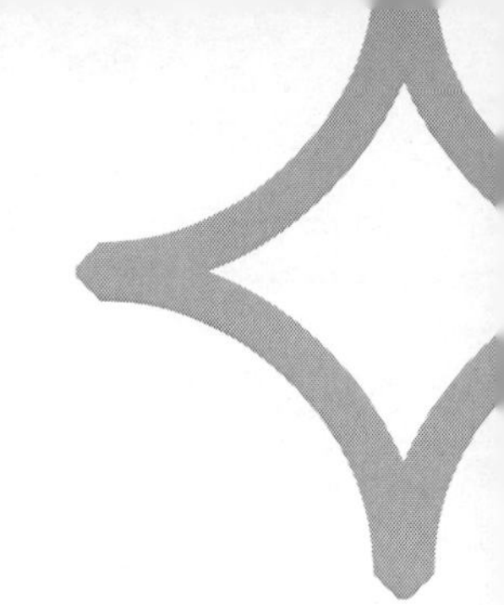

目錄

目錄

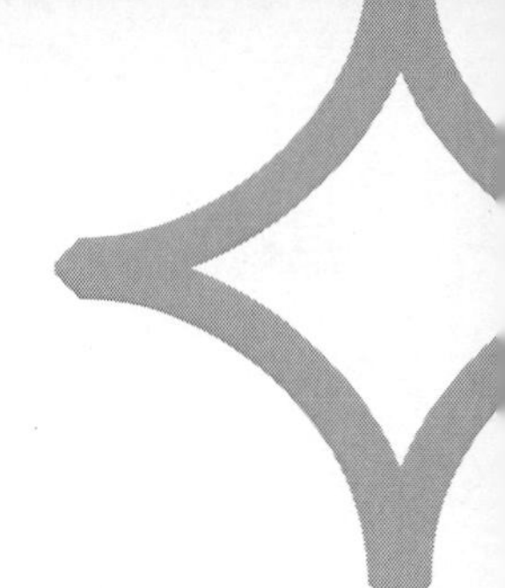

第六章　塑造豐滿性感嘴唇

第七章　完美下巴的追求

目錄

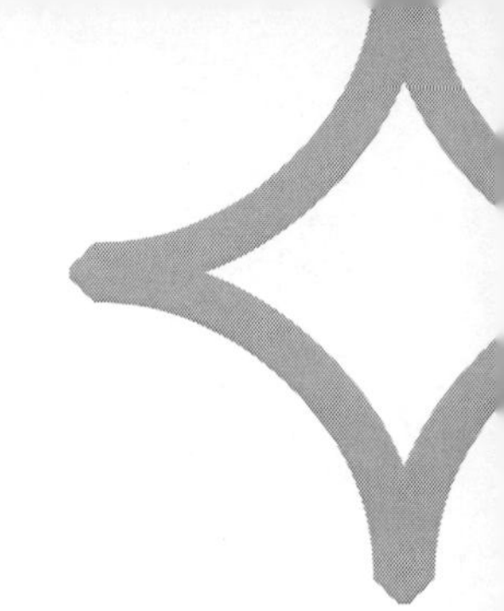

前言

俗話說，愛美之心，人皆有之。我們不僅愛自己的美，也愛欣賞美麗的事物、美麗的人、美麗的風景……我們身處在一個欣賞美、讚美美麗的社會裡。

窈窕淑女，君子好逑。美麗的容顏總是令人陶醉，美好的人兒總是令人傾慕。追求美，是我們一生的事業；追求美麗容顏，是我們無爭的權利。

與其羨慕他人的容貌，不如行動起來，給自己一張令人羨慕的容顏。雖然，容貌是天生的，但是後天的努力比先天的條件更加重要，影響也更大。如同鮮花，初生的時候縱使美麗，如果缺少陽光的照耀、缺少對土壤的施肥、缺少對枝葉的修剪，也會逐漸褪色、枯萎。

長久的美麗是經營出來的，愛美需要付諸行動。

養成良好的生活習慣、運動習慣、作息習慣、飲食習慣都是經營美麗的基本元素。然而，再好的玉也要經過雕琢才能成器。更何況是容顏的美麗，美麗的容顏也需要「精雕細琢」。

整形已經成為一個家喻戶曉、發展趨於成熟的行業，但是真正了解整形、接觸整形的人並不多。

前言

很多人對整形甚至持懷疑態度。而實際上，整形成功的案例比比皆是，整形為很多人帶來了顛覆性的改變，不僅改變了容貌，也改變了人生。

在我們養成良好習慣的同時，更需要整形來協助我們調整自己無法透過改變習慣而改變的部分。單眼皮、塌鼻梁、方形臉、短下巴等是與生俱來的，不會被良好的習慣改變。但是，對於有些人來說，卻備受這些臉部條件的困擾。

改變，就從今天開始，追求美麗，追求美麗的容顏。藉助一切能夠讓我們擁有美麗容顏的方式，讓自己變得更加美麗動人。生命短暫，稍縱即逝。何必在乎世俗的眼光，而放棄自己對美麗的渴望和追求呢。天生的缺點並不可悲，可悲的是永遠不敢踏出改變自己的那一步。

整形是現今市場上最普遍、先進且有效的改變容顏的方式。在韓國，這個行業已經成為國家經濟收入的重要組成部分。我們也應該跟上時代的步伐，坦誠地面對自己愛美的內心，抓住自己變美麗的權利，從重新了解整形開始，慢慢行動起來，改變自己。

踏出這一步，改變的將不只是容貌，改變的將會是對自己的信心、對生活的態度，改變的將會是我們的人生。

第一章

擺脫不良習慣，重新塑造美麗

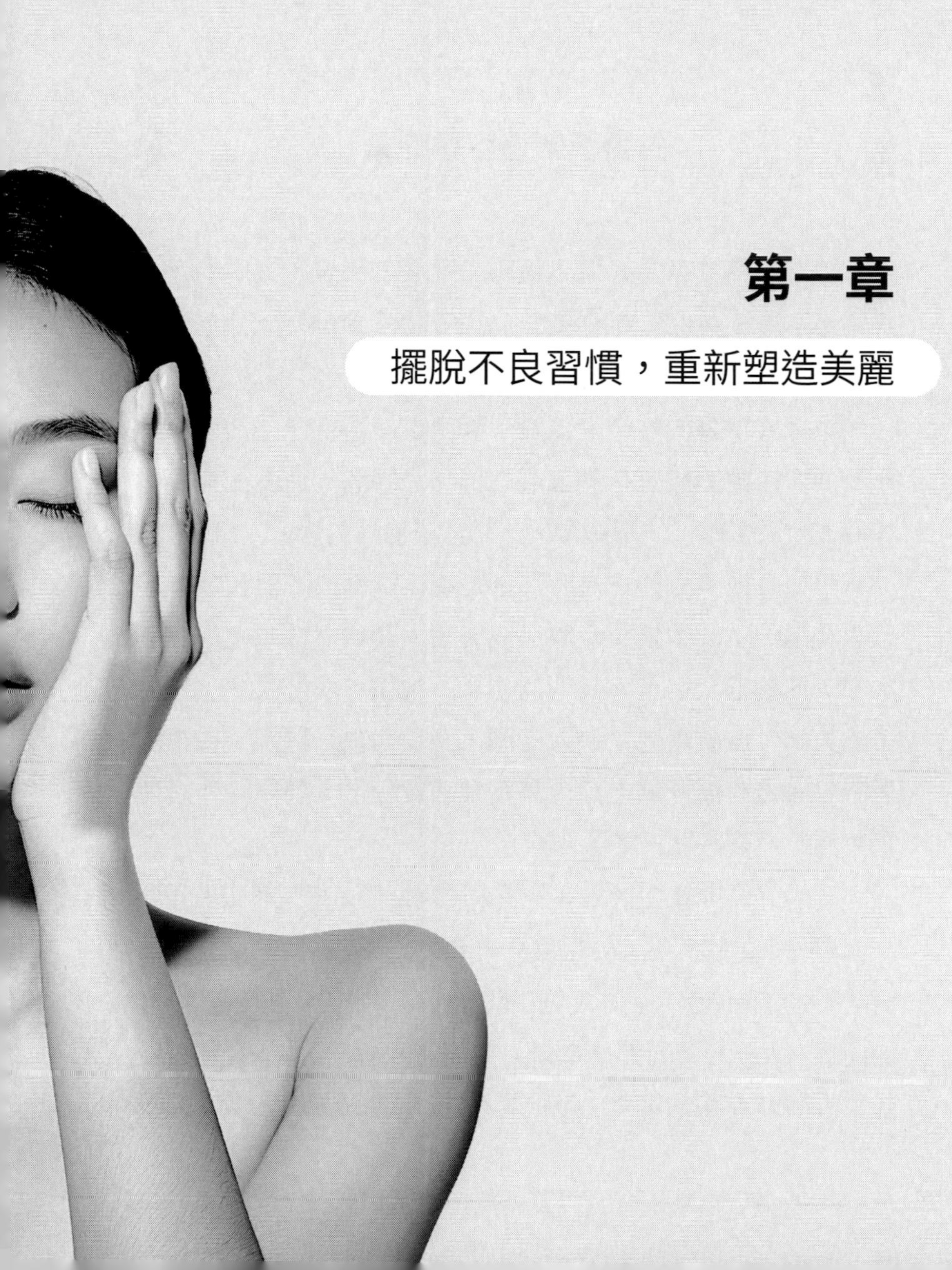

01
由習慣塑造容顏的美

曾有一篇文章，紅遍了網路。很多人都說，文中的女主角活出了所有女生想要的樣子。已經 30 多歲的她，如同剛入校園的女大學生一般，充滿了活力和朝氣，笑容燦爛。

她令人羨慕的容顏和氣質，都源自於對自己生活習慣的嚴格要求。她始終堅持朝五晚九的作息時間，清晨五點鐘，準時去公園慢跑，一邊跑步，一邊欣賞沿途的景。

而如今很多人的作息時間都是晝夜顛倒的，熬夜成為年輕人普遍的生活習慣。化妝品成為絕大多數女性眼中保住年輕和美麗的唯一途徑。長期的作息不規律，使得很多女性內分泌失調，皮膚鬆弛，缺乏光澤，而長期缺乏鍛鍊，使得她們容易腰痠背痛，缺乏活力和精神。實際上，規律的作息比化妝品的效果好上千萬倍。

一位 1995 年出生的畢業生進入職場之後，每天早上要花費一個小時來化妝，臉上的化妝品一層又一層，直到把原本的皮膚狀態完全掩飾起來，才能夠出門。而同事中的一位年近 30 歲的同事，大部分時間都是素顏，皮膚狀態卻好得讓人驚嘆，看起來和 1995 年生的畢業生年紀差不多。產生這樣令人費解的差距的原因就在於，這兩個人的生活習慣、作息規律完全不同。

1995 年生的畢業生，從大學開始就經常熬夜看劇、熬夜和朋友聚會、週末睡到中午才起床吃飯，從來不會主動運動，外加長期不健康和不規律的飲食，使她整個身體都處於嚴重的亞健康狀態。而年近 30 歲的同事，每天晚飯之後，或是做瑜伽或是出門走上半小時，工作間隙習慣性地吃水果補充維他命。除此之外，她幾乎每週末會進行一次 10km 的慢跑，參加自由舉辦的爬山活動等。

正是這樣看似不起眼的差異，使兩人的容貌產生了巨大的差異。

生命在於運動，美好的容貌也在於運動。良好的作息習慣及長期堅持運動的習慣，能夠帶來化妝品無法帶來的改變。

我們的身體需要定時休息，偶爾的超負荷工作可能不會帶來任何表面上的改變。如同機器一般，長期超負荷的使用，會使得零件加速磨損。對於人類而言，身體裡的「零件」的磨損程度都會展現在我們的臉上。良好的作息習慣，是使得我們變得美麗的必要方式。早睡早起是良好作息習慣的基本實踐方式。很多長期熬夜的人，都會有同樣的身體反應 —— 熬夜之後如果早起，他們會感到頭暈，身體無力，頭腦昏沉不清醒，這種身體反應一般會在下午有所好轉，但是黑眼圈和粗大的毛孔並不會好轉，只會更加嚴重。

長期處於這種作息習慣中，人們的皮膚會發生質的改變——水油分泌會失衡，原本光滑的皮膚會變成「大油田」；原本細膩的毛孔會變得粗大，鼻頭會變成「草莓鼻」，臉部中心區域會因為異常分泌的油脂而變得發亮、毛孔明顯；人中、額頭、下巴等區域則變成了粉刺的棲息地，粉刺和痘印交替不斷地變化……整個臉就如同換了一張皮一般，完全失去了從前的細膩和光滑。因此，我們要養成良好的作息習慣，為自己定個鬧鐘，然後嚴格按照這個時間去進行睡眠，不要再用年輕為藉口過分消耗自己的身體、損害自己的容貌。

除了良好的作息習慣，長期運動也是保持美麗的方法之一。長期運動的人的皮膚是會自帶光澤的，這是因為，在運動的過程中，血液循環加速，加速了細胞的生命程序，加上汗液的分泌，帶走了身體裡的部分毒素和毛孔裡的髒東西，使得我們的皮膚處於良好的代謝過程裡。類似於大掃除，每週打掃一次，和每月打掃一次的結果是截然不同的。

很多人都聲稱工作很忙，沒有時間運動。事實是，長期運動的人都有自己的工作，因此，工作並不是不運動的原因，只是懶惰的藉口。良好的作息習慣和運動是相輔相成的，早睡使得身體和大腦得到了充分的休息，早起使得我們有更多的時間可以用來運動，每天早晨花費 30 分鐘到一個小時運動，會使得我們一整天都精力充沛。這也是經常運動的人身體素養良好、不容易覺得累的原因。

對於女性來說，正確的洗臉方式也和良好的作息習慣及運動同樣重要。洗臉和洗手不相同，不是經常使用洗面乳等清潔用品就能夠把臉洗乾淨。相反，如果使用不當，反而會適得其反。皮膚正常分泌的油脂，對肌膚有一定的保護作用，因此，清晨宜用清水洗臉。很多職場女性，喜歡在工作間隙頻繁的洗臉，看似洗掉了灰塵和因長時間面對電腦而過量分泌的油脂。而實際上，這樣的方式使得皮膚變得很乾，更容易產生皺紋。我們可以用化妝棉，蘸取一定量的化妝水，在臉部輕輕擦拭，然後補充一些較為輕薄的面霜。這樣既擦掉了皮膚表層的灰塵，也保住了皮膚的水分。

對於經常化妝的女性來說，正確的清潔方式會最大可能地減少皮膚上彩妝成分的沉澱。應選擇刺激性較小的卸妝水，或直接用手蘸取卸妝水在臉上輕輕揉搓，或用化妝棉代替手做同樣的清潔，此步驟應至少重複進行 2 次，最後用保溼度較高的洗面乳清潔臉部殘留的卸妝水等成分。即使是僅僅塗了面霜，也應該養成使用卸妝水的好習慣。

我們的生活習慣，不僅直接影響我們成為什麼樣的人，更直接的是，影響了我們的容貌。想要保持容顏的美麗，就應該養成良好的生活習慣。

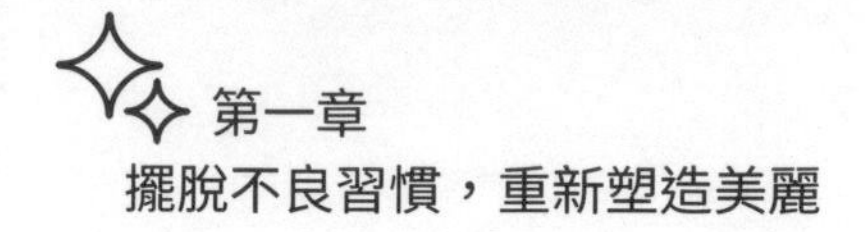

02
養成美麗的飲食習慣

好看的臉型，能夠使得五官顯得更立體精緻。然而，並不是所有女性都有天生的好臉型。對於天生臉型並不算完美的女性，可以用「吃」來美化自己的臉型——改善吃的方式和吃的食物。

咬肌是女生獲得好臉型的天敵。很多女生都發現，小時候的自己明明是瓜子臉，長大之後，兩腮處卻變成了方形，這便是咬肌。咬肌是咬合動作的主要執行肌肉，其與頰肌、顳肌、翼內肌、翼外肌、口輪匝肌等一起，協同作用，共同完成咀嚼動作。隨著年齡的增加，我們的咬肌會越變越發達。如果不改變吃東西的方式，咬肌就會變得越來越明顯，臉也就會越來越「方」。

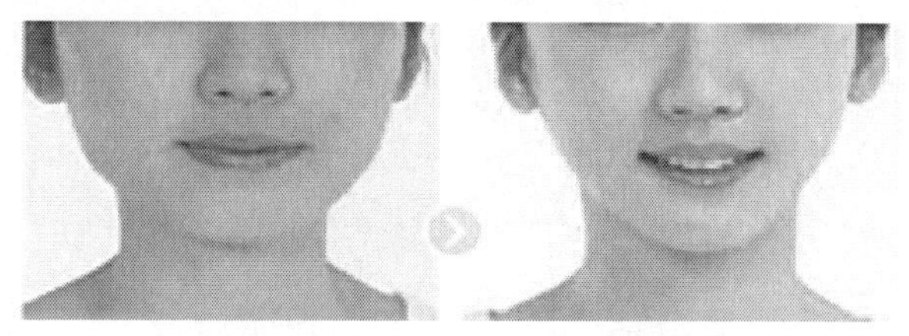

圖 1-1 咬肌肥大導致臉變方

我們的牙齒從門牙開始，往口腔深處，依次叫做門齒、犬齒、前臼齒、臼齒，我們正常咀嚼食物的時候，主要用到的是前臼齒和臼齒。越是用力咀嚼，越是能夠促進咬肌的運動。因此，用力咀嚼會使咬肌變得更加活躍和明顯。改變咀嚼的方式，有助於降低咬肌的活躍性。可以慢慢練習用犬齒和前臼齒咀嚼食物，且減小咀嚼食物的力度。

當然這樣的方式並不能立即見效，需要有意識地長期堅持。吃東西的時候，要有意識地細嚼慢嚥，狼吞虎嚥的時候難以避免地會特地使用臼齒。這樣的吃法，不僅最大程度地使用了咬肌，也不雅觀，因此，我們需要在飲食的時候，認真對待每一口，慢慢養成少使用靠前的牙齒咀嚼食物的習慣。

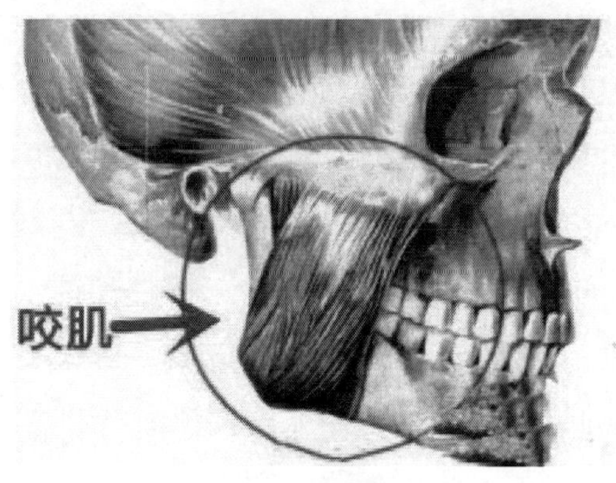

圖 1-2 咬肌發達

很多女明星的早期照片上都能看出明顯的咬肌。當採用適當的方式使咬肌退化之後，臉型便得到了很好的修飾。從吃下手，是最簡單的方式。減少使用咬肌的頻率，除了減少使用臼齒以外，還應該少食用較堅硬的食物。當我們食用這類食物的時候，很難做到不使用臼齒。

很多質地較軟的食物都可以成為此類食物的有效替代品，當然也可以透過切、攪拌等方式改變堅硬食物的形態，例如，將蘋果切成較小的塊狀。

除此之外，在改變吃的內容的時候，還應該注意，多吃維他命和纖維含量較高的食物。人人皆知的方式就是多吃水果，番茄有助於防晒、改善皮膚色斑的情況；奇異果裡含有豐富的維他命和胺基酸，有較好的抗氧化效果；櫻桃的含鐵量很高，能夠改善肌膚的色澤，提高紅潤度……

當然，這並不意味著要瘋狂地大吃特吃這些水果。我們要養成吃水果的習慣，有規律地吃水果。例如，每天早上吃一個柳橙、下午吃一個奇異果，晚上吃香蕉等助消化的水果。量不用多，但是需要養成勤吃水果的習慣。

普遍來說，臉色白裡透紅、不常長粉刺和色斑的女性，在飲食上都有一套健康的標準。然而快節奏的生活使得很多年輕女生重視衣著、重視化妝，卻不重視飲食。這其中的很多人，幾乎沒有買水果的習慣，甚至可以做到半年不吃水果。

一日三餐多以葷食為主，極少攝入綠色食物。

不僅如此，很多人喜歡吃火鍋、燒烤等不宜多吃的食物，並且經常食用高鹽、較辣、脂肪含量較高的食物。這樣的飲食方式，不僅對身體有不利的影響，還直接影響我們的皮膚、容貌。

長期不健康不規律的飲食，使得我們難以攝入對人體有利的物質，導致腸胃疾病，腸胃疾病會反應在我們的臉上，比如，臉色蠟黃、易生粉刺、黑色素沉澱等。皮膚得不到所需的營養元素，會加速衰老。這也是為什麼長期飲食不規律不健康的人，看上去年紀大於同齡人的原因。

健康的飲食習慣和飲食方式，確實能夠改變我們的容貌。

外國一女子因為經常莫名感覺到疲憊而去看醫生，醫生詢問了基本情況之後，並沒有開藥給她，而是告訴她多喝水、多吃水果和蔬菜，不要過度攝取高熱量、高脂肪的食物。8 個星期之後，該女子驚異地發現，自己不再時常感到莫名的疲憊。不僅如此，改變最大的竟然是她的容貌，她的皮膚變得緊緻且有光澤了，看起來飽滿紅潤，臉上的小細紋也減少了。這意外的改變，讓她欣喜不已。

健康的飲食習慣和飲食方式，能夠為我們帶來意想不到的驚喜。不僅使我們的身體變得健康，也帶給我們美麗年輕的容貌。

03
化妝品的選擇與運用

如今，已經很難在大街上看到完全素顏的女性。很多女性在學生時代已經成為化妝界的一把好手。網路上各類化妝教學層出不窮，化妝已經漸漸成為女性的必備屬性。很多職業要求女性必須化妝，並且在有些場合下，更需注意個人妝容。

可見，隨著社會的發展，女性化妝已經成為一種普遍的需求。極大的需求使得化妝品市場成為女性消費的主要「戰場」。很多女性購買化妝品的頻率遠遠超過了自己的實際需求，不僅如此，很多女性在對化妝品的選擇上，由於缺乏認知和研究，一味地盲從購買。

實際上，使用化妝品可分為幾個層面。首先，要正確的選擇適合自己的化妝品。我們的皮膚大致可以分成以下類型：乾性肌膚、中性肌膚、油性肌膚、混合性肌膚、敏感性肌膚。

不同類型的肌膚，需要使用的化妝品類型也不同。例如，乾性肌膚的人，需要選擇保溼度高的化妝品，否則會產生脫皮、脫妝等現象。不僅如此，我們每個人的膚色也有所不同，在選擇化妝品的時候，需要根據自己的膚色選擇適合自己的化妝品。例如，膚色偏白的人，便不太適合選擇啞光的化妝品，不僅不會產生美化的效果，反而會使得膚色變得暗沉，與頸部皮膚產生較大反差。對於敏感性肌膚的人來說，在選擇化妝品的時候，應選擇適合敏感肌使用的產品，否則會引起皮膚過敏、發炎等情況。

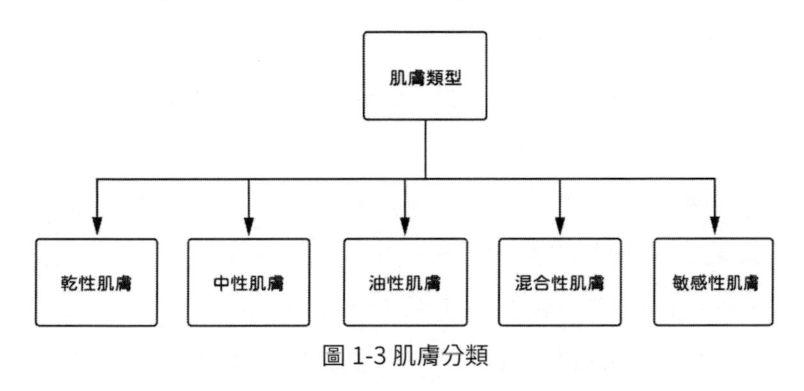

圖 1-3 肌膚分類

其次，使用化妝品的次序也很重要。在使用化妝品之前，應做好對皮膚的清潔和保溼工作，待皮膚吸收了保溼護膚品之後，開始化妝。大致的步驟如下：精華水——潤膚乳——隔離霜（防晒霜）——遮瑕膏——粉底液——蜜粉——畫眉毛、眼影、眼線、口紅、腮紅、睫毛等。

根據妝容的不同，具體步驟和順序，會有所調整。但是，每一步需要用到的化妝品，都必須適合自己的膚質和膚色。

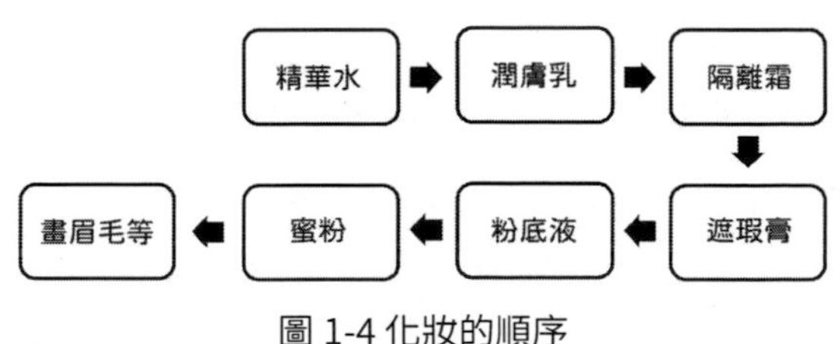

圖 1-4 化妝的順序

妝前護膚需要用到的主要是水、乳和精華。市場上這類產品種類繁多，無論是國產的，還是進口的，我們在選擇和購買這些產品之前，要先了解自己的膚質和肌膚類型，有針對性地選擇適合自己的產品。盡量使用同一品牌的水乳，不要「混搭」使用。很多女性喜歡購買很多不同品牌、不同效果的水乳，頻繁地換著用。

這樣的方式並不科學，反而會產生所有的產品都白用了的效果。水與乳的護膚效果，需要一段時間才能顯現出來，頻繁地更換或者「混搭」使用，只會適得其反。

在對化妝品的選擇上，大多數人的方式都是看口碑。這就產生了一個現象：

一旦某個化妝品紅起來，在一定的時間內會被搶購一空，導致斷貨。這是一種跟風行為，很多女性跟風購買的化妝品其實並不適合自己。用了幾次之後就閒置了。很多品牌化妝品專櫃都有試用裝，在購買之前，我們可以去試用，感受那些「熱門」的化妝品是否適合自己，再謹慎購買。

在化妝品的使用上，我們要根據自己的皮膚情況而選擇性地使用化妝品。

例如，很多膚質較好的女性，通常不需要使用粉底液，隔離霜就能夠形成隔離和遮瑕的效果。那麼，便沒有必要一定要塗上一層粉底液，反而使得妝容顯得厚重。網路上，五花八門的化妝教學，我們可以選擇性地學習。「因地制宜」的道理，也可以運用到化妝上。根據自己的實際情況，選擇適合自己的化妝品，根據自己的妝容需求，確定上妝的步驟，才是最理智的行為。

除了護膚和化妝之外，卸妝也是一個重要的步驟。很多女性並不重視卸妝，甚至有些人認為僅用洗面乳反覆洗幾次臉，就可以將彩妝完全洗乾淨。實際上，卸妝不精準，對皮膚會有很大的影響。殘留在毛孔裡的彩妝雜質，會越積越多，直到使皮膚產生明顯的質的改變。因此，卸妝很重要。市面上的卸妝產品很多，我們需要選擇保溼度高、能夠完全卸乾淨彩妝的產品。

化妝是一門課程，我們需要花時間和心思慢慢研究。理性地選擇護膚品、化妝品、卸妝產品，在護理皮膚的時候，不省略每一個步驟。良好的護膚習慣，能夠讓我們的皮膚經得起時間的考驗，讓我們更加美麗動人。

04
正確認識整形

提到整形，大眾主要持兩種觀點。第一種，堅決反對。很多人認為，容貌是天生的，整形不僅過程痛苦而且有很多的潛在風險。這類人對整形抱有極大的排斥心理。另一種，對整形持不反對的態度。這類人中，有些並不排斥整形，在有需要的時候會去了解和參與；有些對整形有較深的了解，也已經進行過整形手術且獲得了良好的效果。

很多年前，當人類剛認識番茄的時候，認為它是一種有毒的果子，沒人敢品嘗番茄。而實際上，並沒有證據證明番茄對人類有毒。直到有一天，一個勇敢的人決定替大眾解除這個疑惑，他吃了番茄，且寫好了遺書，躺在床上等待死亡，卻驚奇地發現，自己毫髮無傷。最終，人們開始研究番茄，發現它不僅沒有毒，反而是對人類有益的蔬果。

整形行業從初入大眾視野，到如今已經發展成為一個穩固的產業鏈。我們不應該僅因自己的主觀意識或者是別人的觀點，就否定這個行業。深入了解之後，我們會發現，整形並沒有我們想像得那麼可怕。

幾年前，我們在路上碰到做了雙眼皮手術的人，會像看稀有物種一樣多看幾眼。而如今，雙眼皮手術已經成為最簡單、基本的整形手術。越來越多的人，看到了雙眼皮手術的良好效果，並選擇了親自嘗試。

當然，整形手術不僅僅是割雙眼皮這麼簡單，合格的整形機構會根據愛美者的需求和實際情況，進行專業的手術前檢查和分析，針對不同的顧客制定專屬的整形手術計劃。這對於愛美者來說，是追求美的專業和穩定的途徑。

如今，越來越多的整形機構，讓愛美者眼花撩亂，整形失敗的案例也讓很多原本有意了解整形的人群望而卻步。實際上，每一件事情的發展，都伴隨著這樣的過程。

試想，在醫院醫治患者的過程中，也會出現意想不到的醫療事故。但是，我們生病了，依然會去醫院看醫生，並沒有因為新聞裡的醫療事故，而放棄就醫。

同理，我們不能因為負面的行為而抹殺整形行業存在的意義。

如今，專業的整形機構越來越多，內部員工都需要經過考試和考核才能入職，主刀醫師更是需要有專業的資格證和一定年限的從業經驗。選擇整形機構，如同選擇醫院，而且要比選擇醫院更謹慎。每一個行業的興起和發展，總無法避免行業內一些居心叵測的不良機構。而總有一些人，因為貪圖便宜而給了這些不良機構可乘之機。

當我們看到整形失敗的案例時，總能夠發現，發生事故的機構多是那些非法經營、完全不具備整形資格的機構。而正是這些機構的存在，使得整形行業在發展的過程中，受到了非議和反對。

因此，看待整形，我們應該持理智的態度，改變以往偏激的觀點。首先，身為愛美者，我們應該先去了解整形這個行業，了解整形的種類和使用方法。然後，根據自身情況和自己對美的需求，去選擇專業的機構進行整形。

一位知名藝人，曾向大眾坦言，自己確實做過整形手術。她認為這是自己的權利，也是健康地追求美的途徑。在進行整形之前，她內向而自卑，容貌帶給她的已經不僅僅是苦惱。在了解到整形行業之後，她也下了很大的決心，最終決定嘗試。結果很成功，她的容貌得到了修飾和改善，人也變得自信而開朗，且並沒有什麼不良的副作用發生。如今她有了自己的事業和粉絲，每天都過得豐富而充實。

愛美之心，人皆有之。我們的容貌會隨著時間的流逝而衰老。想讓青春和美貌長久地伴隨我們，就應該採取積極的措施。整形已經成為絕大多數愛美者追求美麗的訴諸對象，越來越多的愛美者在整形中找回了美麗、找到了自信。正確地看待整形，重新理解整形，了解成熟發展的整形，利用整形重拾美麗和自信吧！

05
整形有哪些類型

整形的主要對象是我們的臉部，按照部位，大致分為皮膚、眼部、鼻部、唇部、下巴及臉型六大類。因愛美者每個部位的缺陷不同、期待效果不同，對於不同部位的整形方式也會因人而異，細分為很多種。

1. 皮膚

對皮膚進行整形，主要是為了緊緻皮膚、減少皺紋、提高皮膚的光澤度。

具體方式大致分為以下幾種。

注射型修整

透過向愛美者臉部特定位置注射玻尿酸、消脂針、美白針、肉毒桿菌等物質，達到其需求的效果。

去痘、去斑、除皺紋、抗老化

透過注射水光針、照射紅藍光、雷射及臉部埋線等方式，達到愛美者所需的效果。

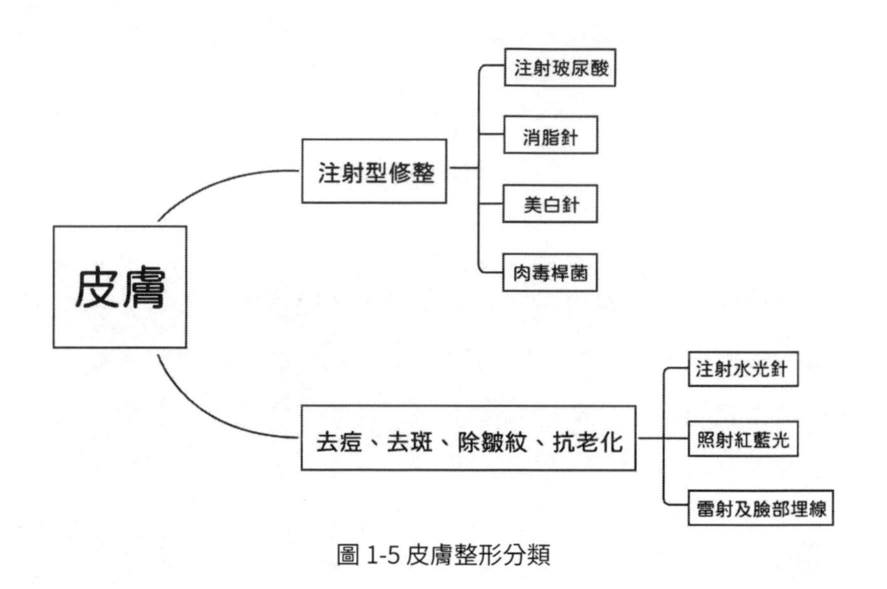

圖 1-5 皮膚整形分類

2. 眼部

眼部整形包括以下幾個類型。

雙眼皮手術

透過手術割線或者埋線的方式，達到愛美者需要的術後效果。

去除眼袋及黑眼圈

利用眼袋整復、內開及外開等已廣泛使用的眼部微整方法，達到預期的效果。

眉毛、睫毛整形

即種植睫毛、紋眉等方式。

3. 鼻部

修整鼻尖

使用精密、先進的手術器械先進行注射，根據不同的情況進行的微創手術。

鼻翼微整

大致可以透過插入小柱內輔助柱、鼻翼切除、在鼻尖處移植軟骨，以修飾鼻翼等方式，達到愛美者的期待效果。

鼻骨微整

玻尿酸是鼻骨微整的主要填充物。透過針劑注射的方式，將玻尿酸注射到需要改善的部位，在玻尿酸變成堅硬的固態之前，醫生用雙手捏出適合愛美者的鼻骨形狀。

一個完整的鼻骨微整手術，需要在鼻骨上注射3－4次，分散注射。

矯正歪鼻、短鼻、寬鼻骨、駝峰鼻

根據愛美者實際鼻形，可採用切除、駝峰矯正、墊入假體等方式，達到預期的效果。

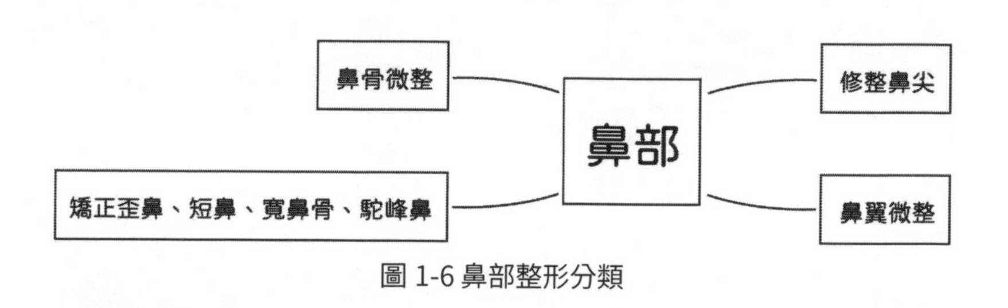

圖 1-6 鼻部整形分類

4. 唇部

唇部厚度微整

透過注射玻尿酸的方式減少唇紋、使得唇部更加豐滿；透過唇內部切除及縫合等方式改善厚嘴唇。

唇部縮小矯正

主要透過內部開合，切除一部分皮膚組織，再進行縫合的方式完成。

嘴角上揚整形

可透過注射肉毒桿菌和進行手術等方式，達到預期的效果。

酒窩再造整形

酒窩再造一般是在口腔內進行，不會在臉部留疤。透過縫紮法、口內切開法、切開法、皮下結紮法、匯入法等方式，達到愛美者所需的術後效果。幾種方法中，匯入法的效果相對較差，切開法（與口內切開法有區別）的效果最好、最持久。

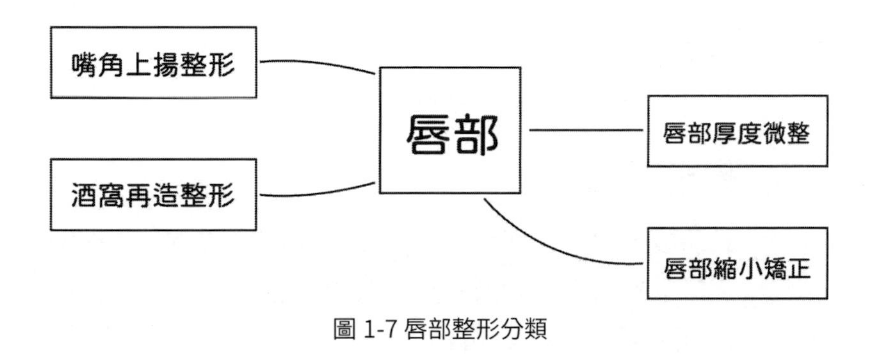

圖 1-7 唇部整形分類

5. 下巴

短下巴、雙下巴整形

透過注射、墊入假體、抽脂等方式，達到預期效果。

墊下巴

在特定位置進行假體填充、脂肪填充、玻尿酸填充等。

寬大下巴、長下巴、歪下巴整形

透過削骨、截骨、磨骨等方式，達到預計的效果。

6. 臉型

顴骨縮小

一般在口腔內部進行切口，分離骨膜並暴露顴骨，運用特定的器械削去或者削薄部分顴骨，從而改善顴骨凸出的情況。

太陽穴豐滿

主要有自身脂肪移植和玻尿酸注射等方法。

長曲線下顎角整形

一般在口腔內黏膜處切口，透過特殊的窺鏡看到骨頭的輪廓線，從下顎角上方和成角成一條直線的位置開始，沿著下顎骨曲線削除不在直線上的下顎骨。

臉部抽脂整形

一般採用超音波、高頻電磁場、負壓吸引等方式，擊碎和去除需改善部位的脂肪。

除了以上的方法之外，整形的類型和手術方法還可以細分為很多種，伴隨著整形技術的發展和成熟，已有越來越多先進的整形方法被發掘和使用。愛美者只需要做到，在進行整形之前，詳細了解手術的方方面面，和醫生做好充分的溝通。

06
進行整形，你需要和醫生討論

從雙眼皮手術越來越普遍開始，整形成為很多不敢做大手術的愛美者的首選方式。整形的種類和方式有很多，愛美者需要根據自身的需求和實際條件來選擇適合自己的項目。和醫生進行積極有效的溝通是整形手術成功的重要條件。

在整形手術剛風靡的時候，曾發生了這樣一個令人惋惜的整形失敗案例。

一位年輕女子在一家整形機構進行雙眼皮手術。本是最基本的整形手術，成功率也極高。但是術後，這位女子發現，即使已經恢復了半年之久，自己的雙眼皮還是腫脹的狀態，但是並非紅腫。

她去合格醫院諮商了醫生後發現，原來該女子接受的雙眼皮手術並不適合她眼睛的實際情況。該女子眼皮的脂肪層較厚，而進行手術的醫生並沒有在手術過程中進行抽脂，最終導致了手術的失敗。

後來，該女子後悔不已，稱自己認為雙眼皮手術風險較低，身邊很多朋友做了相同的手術，結果都很成功。她便隨意找了一家整形機構進行手術，幾乎沒有和醫生溝通過手術的方式和類型，沒想到一時的疏忽釀成了無法挽回的過錯。

每個人都是獨一無二的個體，我們身上的每一處都有自己獨特的生理密碼。

即使是因感冒就醫，醫生也會根據不同的情況，開出不同的藥方，更何況是進行手術。整形，雖然被認為是小手術，但是也具有因人而異的特點。因此，我們在進行整形之前，一定要和醫生做好充分的溝通。

我們應該和醫生溝通的問題，包括以下幾個方面。

1. 項目的具體內容和可能存在的風險

- 對哪個部位進行修整，自己對術後效果有哪些要求
- 醫生根據愛美者的需求制定詳細的方案
- 詳細告知醫生自己的病史，是否對某些藥物有過敏反應
- 醫生需告知愛美者，具有哪些病史不適宜做某些手術（重新修改手術方案）
- 手術中使用麻醉的方式
- 手術中可能存在的風險及相應的急救方案

2. 了解術後恢復的注意事項

- 術後恢復期的大致時長
- 手術後，完全效果的顯現時間

- 手術後，忌做的事物、忌吃的事物
- 手術後到正常學習或工作的間隔時長
- 手術後，需要複診的大致次數和時間

3. 了解手術醫生的專業背景

- 了解醫生進行該項手術的次數，參考幾個成功的案例
- 可要求醫生出示以往成功案例的手術前、術後對比照片
- 在自身實際條件的基礎上，要求醫生告知大致的術後效果及自己內心期待效果的合理性

4. 了解收費明細

- 手術每項程序收費的詳細表單
- 額外收費的項目表單及費用

當然，在以上四點中，手術前與醫生商量出適合自己的手術方案，對最終能夠達到自己期望的手術效果是最重要的。如同染頭髮，即使使用同一個顏色染劑，不同的人染過之後，也會呈現出不同的髮色。何況是一場手術，每個人的先天條件不同、肌肉紋理不同、脂肪含量不同等各種因素，都會影響手術的結果。而沒有完全告知自己的病史及過敏史，可能會帶來生命危險。

因此，在進行手術之前，一定要告知醫生自己的實際身體情況以及自己期待的手術效果，溝通出適合自己的手術方案和應急方案。以免因為沒有做好溝通，而造成術後效果的不佳，甚至是無法挽回的後果。

第二章

整形需要周全規劃

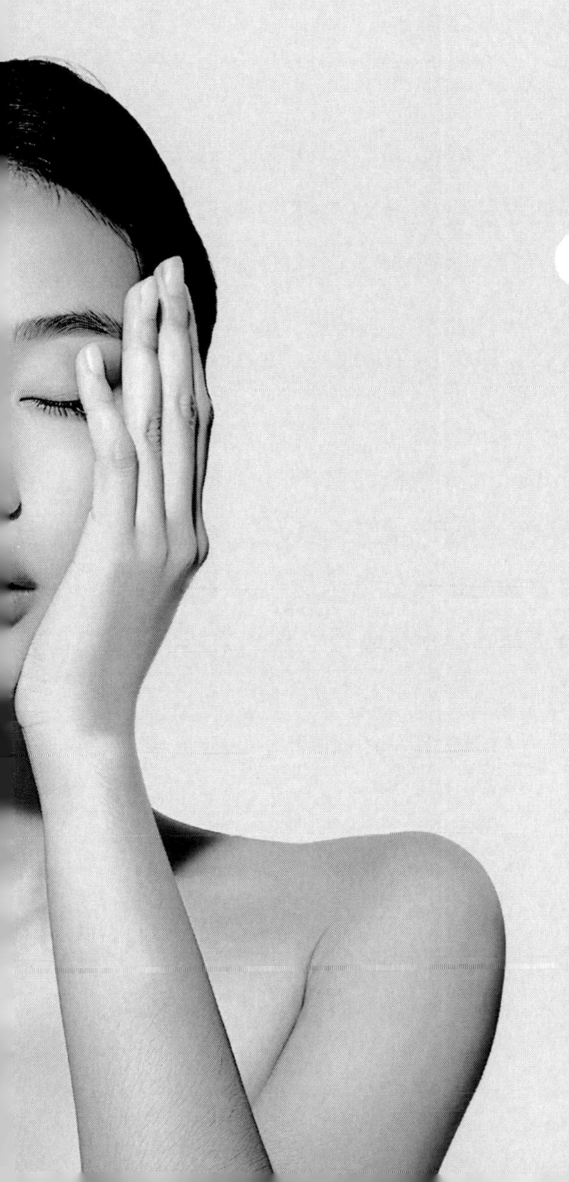

01
自我評估整形需求

人們對美是沒有絕對定義的，就像「一千個讀者心中有一千個哈姆雷特」一樣，美麗無法量化。但在整形美容業，外表的美可以有模板，而且是可供借鑑的。

與網路上炒的火熱的「食指測長相」、「A4 腰」、「反手摸肚臍」不一樣，整形專家們更願意從科學與美學的角度給出建議。

如國外的整形醫生 Julian De Silva 根據希臘的「美麗黃金比例」來分析名人的臉孔、鼻子、嘴巴、眉毛、下巴、額頭和臉型等 12 個關鍵特徵，要看看誰是最接近黃金比例的名人，結果發現安柏．赫德（Amber Heard）分數最高，有 91.85%的吻合度。雖然西方人「美麗黃金比例」不一定適合東方面孔，但「從眼距、眉形、鼻形、嘴唇和下巴等部位觀察與研究，總結出適合東方人的美學標準」這件事，我們很早之前就做了。認可度最高的莫過於「三庭五眼」和「四高三低」。

「三庭五眼」的說法最早出自中國古代畫論《寫真古訣》，是元末肖像畫家王繹為總結的肖像畫的經驗之談。

「三庭」指臉的長度比例，把臉的長度分為三等分，從前額髮際線至眉骨，從眉骨至鼻底，從鼻底至下頦，各占臉長的 1/3。

「五眼」指臉的寬度比例，以眼形長度為單位，把臉的寬度分成五等分，從左側髮際線至右側髮際線，為五隻眼形。兩隻眼睛之間有一隻眼睛的間距，兩眼外側至側髮際線各為一隻眼睛的間距，各占比例的 1/5。

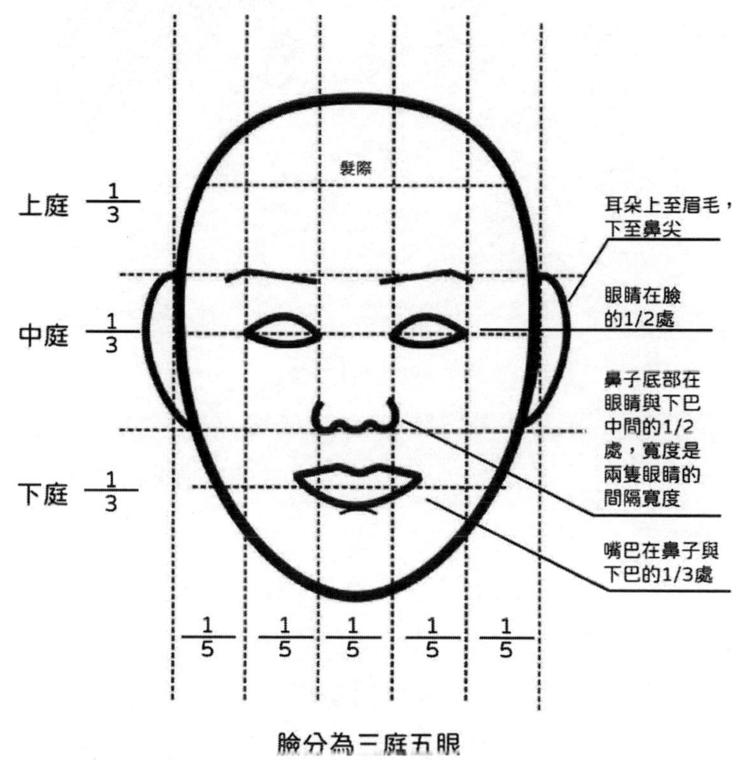

圖 2-1 古代「三庭五眼」的說法

「三庭五眼」觀點提出後，不僅為人物肖像畫提供了一個參考的模板，近來逐漸受整形界認可，成為整形醫生設計方案的一個重要參考。

和「三庭五眼」觀點關聯最密切的還有「四高三低」觀點。

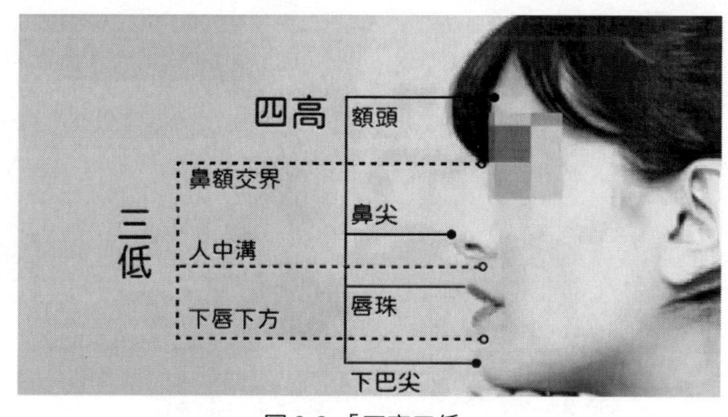

圖 2-2 「四高三低」

「四高」指的是人們臉部的四個最高點。第一個最高點，額部；第二個最高點，鼻尖；第三個最高點，脣珠；第四個最高點，下巴尖。

「三低」指的是人們臉部的三個凹陷點。兩個眼睛之間，鼻額交界處必須是凹陷的；在脣珠的上方，人中溝是凹陷的；下脣的下方，有一個小小的凹陷，共三個凹陷。

前文提到的「食指測長相」其實就是根據「四高三低」觀點來鑑別一個人是不是美人。如果你希望透過美容醫學方式讓自己的外觀得到改善，那可以多多了解美容醫學知識。

我們不妨從具體的部位說說看。

1. 眼部

眼部根據眼睛位置大小、眼瞼、瞼裂等的形態分為十餘種，我們將最常見的幾種情況歸類進行分析。

瞇瞇眼、單眼瞼

「瞇瞇眼」就是我們通常說的小眼睛，表現為眼瞼裂小、狹短，內外眥角均小，黑珠、眼白大部分被遮擋，眼球顯小。這種眼形適合做「雙眼皮＋開眼角」項目進行矯正。

圖 2-3 瞇瞇眼、單眼瞼

泡泡眼

泡泡眼主要是皮下脂肪臃腫造成的，使得眼瞼皮膚顯得肥厚凸起，給人遲鈍之覺。對於泡泡眼的人，也可以考慮雙眼皮術去除多餘脂肪即可。

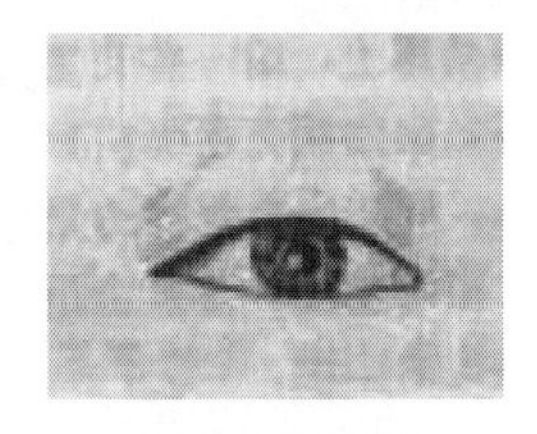

圖 2-4 泡泡眼

圓眼

圓眼就是我們通常說的大眼。這種眼形瞼裂較高寬，瞼緣呈圓弧形，雖然眼睛大，但眼珠露出多，容易給人缺乏靈氣的感覺。對圓眼可考慮開眼頭或眼尾恢復眼部神態。

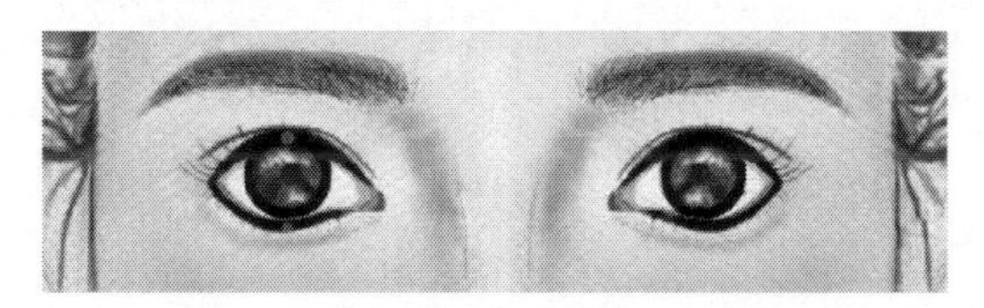

圖 2-5 圓眼

眼袋

眼袋是從下眼眶開始往下產生的倒三角形發暗的凸起，眼袋會使整個人看起來蒼老很多。對於眼袋，現在有很成熟的去眼袋方法可以使用。

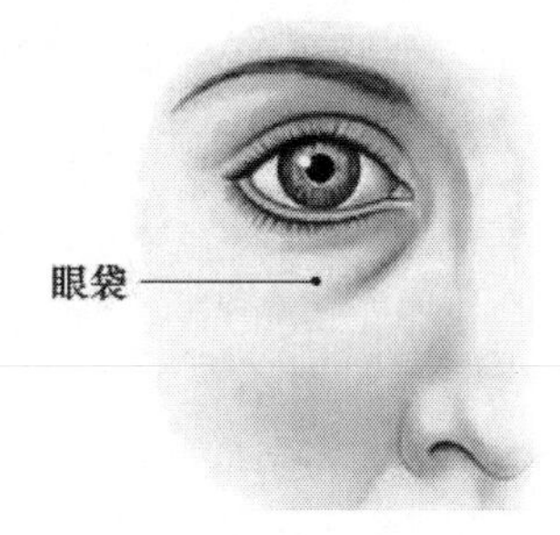

圖 2-6 眼袋

黑眼圈／深窩眼

主要特徵是上眼瞼凹陷不豐滿或眼圈發黑，給人疲勞感，過度顯憔悴。如果你有黑眼圈或深窩眼問題，建議及早尋求專業醫生的幫助了。

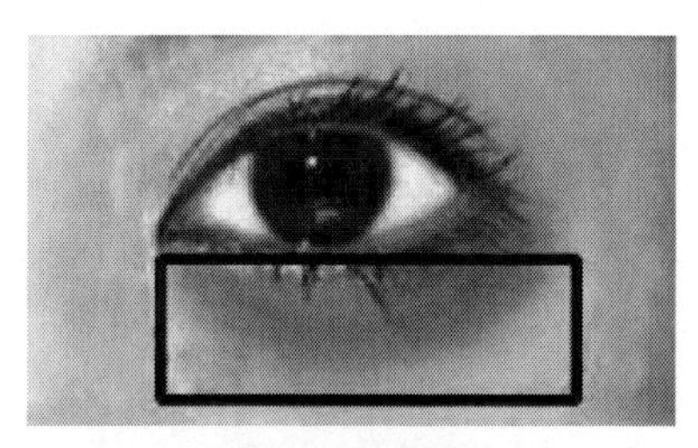

圖 2-7 黑眼圈

眉毛眼睫毛

如果你有眉毛稀少、眉形不佳、紋眉失敗、短睫毛、睫毛稀少等問題，那也需要美容醫學的幫助了。

2. 鼻部

亞洲人向來以鼻子細窄、挺翹、靈巧為美，下面我們來看看亞洲人眼中的美鼻的標準，大家可以自測一下。

鼻長

鼻長指的是鼻梁頂到鼻尖的距離。如果鼻長和臉長比例為1：3，那說明你的鼻長是很標準的。一般鼻長在 45 － 55 公釐屬於較為美觀的鼻子（男性約 48 公釐，女性約 45 公釐）。

鼻寬

鼻寬指的是鼻子兩翼之間的距離。鼻寬的理想數值一般是鼻長的 68%－ 72%。

此外，鼻根部寬約 10 公釐、鼻尖寬不超過 12 公釐是成比例的。

鼻高

鼻高指的是鼻子的高度，即鼻尖到人中的距離。鼻高理想的數值是鼻長的 1/3，美觀的鼻高男性約為 16 公釐，女性約 15 公釐。鼻高低於 12 公釐的人就是低鼻形，可以透過整形外科方法進行矯正。

鼻形

鼻形沒有數值標準，只是外觀的觀察。美觀的鼻形是鼻尖為球形，鼻孔為斜向鼻尖的橢圓形（雙側對稱），從正面看不見鼻孔。

3. 嘴唇

美麗性感的嘴唇應該是和整個臉型相配，彰顯個人氣質的。一般標準是唇線清晰，上唇比下唇稍薄，唇珠明顯並且居中，嘴角的寬窄與臉的寬度成比例等。

根據嘴唇與五官的配合來看，一般情況下，女性上唇厚 8 公釐、下唇厚 9 公釐，男性上下唇比女性厚 1 － 1.5 公釐是標準的美觀嘴唇。從側面看，上唇輕輕覆蓋下唇，並能微微凸出、翹起最佳。你可以自測一下看自己是否符合美唇標準。

4. 下巴

美觀的下巴不僅可以提升女人味，而且可以使妳獲得更多關注的目光。怎樣自測下巴是否美觀呢？

- 理想的下巴和臉部的比例為 1：6，從側面看，應與眉心在同一垂直線上

- 下巴適度地向前翹
- 下巴輪廓明顯
- 下巴與下唇之間要有明顯的生理性美學凹陷（「四高三低」中的一低）

5. 臉型

理想臉部的幾個參考標準：

- 鼻翼寬度＝眼睛寬度
- 髮際線到眼角距離＝眼角到嘴角距離
- 嘴的寬度＞兩眼角間距
- 兩眼間距離＝眼睛的寬度
- 髮際線線到眉梢距離＝眉梢到鼻翼距離
- 眉梢在眼梢與鼻翼的連線上

6. 皮膚

皮膚問題是顯而易見的，不需要大費周章地去測試，如不可避免的皮膚暗沉與鬆弛。所以，皮膚整形美容一般包括嫩膚、美白、去斑、點痣、除疤、去痘、去痘坑和痘印、去皺紋、補水等。

當然，以上只是一般整形的一個簡單參考，如果你真的覺得自己需要整形，最好先去合格的整形醫院與醫生進行面對面的溝通，聽聽專業醫生的意見與建議。

02
與專業醫生共同制定整形計畫

誠如上節所說，如果你真的覺得自己需要整形，最好先去合格的整形醫院與醫生進行面對面的溝通，聽聽專業醫生的意見與建議。那如何與整形專家溝通呢？

如何制定一個滿意的整形方案呢？下面我們準備了一些與整形醫生溝通的要點，供你參考！

1. 應該有較為明確的訴求

這要求我們見醫生前先做好充足的功課。千萬不要沒有任何訴求，沒有任何目的，到醫院，直接問醫生：「醫生，我應該動哪呢？」這樣醫生也會手足無措。

有的人會說：「我就是不懂才要去看醫生啊。」其實不是這樣的。因為整形美容不像常規科室，檢查完了醫生直接會跟你說怎麼治療。而是要你先提出訴求。簡單點說，你想動自己的哪裡，你想要什麼樣的效果。而且如果你手術前做過功課，知道一些整形的常識，會讓醫生覺得你是個很可靠的愛美者，很願意跟你溝通。這也能避免你去不合格場所遭受不專業醫生的哄騙。

做一些功課也能避免你犯錯引起醫生的反感。如有人特別在意整形手術的安全性，一上去就和醫生說：「這個手術一定要成功！」站在醫生的角度來說，誰也不想自己的手術做失敗砸自己的招牌。但是，現在的醫療發展是有限的，沒有哪個醫生會保證百分之百成功。醫生只會說：「我會盡我最大的努力。」

那怎樣才算有較為明確的訴求呢？

例如，見了醫生，我們可以說：「醫生，你看我這個眼睛適不適合做雙眼皮？」「醫生，我想要那種不太明顯的雙眼皮，你看能不能做？」

2. 要有切合實際的要求

說到這裡，就不得不提在醫院，整形專家常常遇見的奇葩情況。這些人不是沒有明確的訴求，相反是訴求太苛刻了。

「醫生，你就把我整成 ××× 那樣的臉就可以了！」

「醫生，我要 ××× 的眼睛！」

「醫生，你能保證我的胸整成 ××× 那樣的吧！」

「醫生，你不用多說了，我就想整成 ××× 那樣子！」

這樣的實例往往把整形醫生弄得哭笑不得。首先，盲目照搬明星的某個部位沒意義不說，你也要看自己的基礎適不適合做某明星的樣子。

再說一遍，在整形醫院，沒有醫生會承諾把你整成某明星的樣子。

還有一種現象，就是愛美者過分依賴網際網路，醫生介紹整形方案給她時，她常常會說出這句話：

「醫生，你說得不對吧，網上不是這樣說的！」

這是醫生特別痛恨的話。網際網路的普及讓一些醫學知識迅速擴展，這是好事。但網上的東西一個是碎片化，有的是有所特指，最重要的是無法確定真假。在看診的時候，如果你拿著在網上查到的東西去反駁你的主治醫生，這會帶給醫生「你不信任我」的感覺。

3. 讓醫生為你建議整形方案

講完自己明確的訴求後，你需要做的是耐心聽醫生講整形方案。整形醫生一般會聽完你的要求後，先觀察你需整形的部位，再進行測量、按壓或觸碰，甚至讓你拍一個 X 光來看看。然後會告訴你按照你目前的狀況，建議你選擇什麼樣的整形方案。

然後，你應該針對你的狀況，詢問還有沒有其他的可選擇的方法。醫生一般會多給你種方案詳細陳列利弊供你選擇。你應該非常詳細地了解這些方案，詢問方案的任何細節，確保自己真正理解這個方案帶給你的變化。

4. 仔細詢問並和醫生商議你的整形方案

仔細詢問整形方案應當包括這些要點：我選擇的這幾個整形方案手術需要做哪些手術前準備、將用哪種麻醉、手術需要多久、過程是怎樣的、手術的刀口開在哪裡、將會留下什麼樣的疤痕、可能會有什麼樣的風險和併發症等等。當然，最重要的是詢問這些方案最終會帶來什麼樣的變化，達到什麼樣的效果，能解決你的什麼問題。這樣，在多種方案中，根據醫生的解釋和建議選擇一套最適合自己的整形方案。

5. 仔細詢問術後問題

選擇好方案後，就需要了解手術後的一些必須知道的問題了。例如，我做這種整形手術需要住院嗎？如果住院的話，什麼時候可以出院？這種整形手術的恢復期是多久？什麼時候能達到最終效果？術後注意事項有哪些？需要做哪些護理？

現在一般的整形醫院在你做完整形手術後，會給你一份書面的術後注意事項，有些人性化的機構甚至會以書面的形式明確告訴你什麼時候複查、有問題隨時溝通等等。

6. 整形項目費用問題也必須了解

項目都了解清楚了，自然要談到價格。一般醫院項目是標明價格的，但是如果做綜合類手術項目，價格還是有些區間的。所以，大家在了解和最終選擇了整形方案後要問清楚整形費用，包括檢查費、治療費、住院費和其他雜費、醫藥費等，有的醫院還可能會收取一些其他費用，這一定要問清楚。

但是大家也應該記住，要記住詢問費用的時機。不要一開始先講價錢，醫生還在跟你分析問題，你就直接說：「醫生，你就說成本效益高的方式就好。」

這樣是很粗魯而且無禮的。醫生會在講完手術方法後問你還有沒有問題，這個時候你再問整形費用。

事實上，我們在評估時也遇到不少這樣的愛美者：

「醫生，給你兩千塊你把我的雙眼皮改造一下。」

「醫生，我只有這麼多錢，你幫我改造一下。」

「醫生，給你五千塊，你幫我整成 ××× 那樣。」

這就是典型的粗魯型愛美者。

事實上，我們要耐心地聽完醫生的方案，根據醫生的分析知道什麼最適合自己，怎麼做，然後再結合自己的預算。這個時候可以談價格，甚至可以問問醫生能不能打折，還有就是問問醫生，以我現在的預算，適合做什麼樣的整形項目。

除了整形項目的問題外，還有一個重要的問題，也得問清楚醫院的退費政策。醫療整形美容不在健保範圍，所以這裡說的退費不是健保退費而是手術無效或失敗後的退費政策。這個一般會在手術前簽訂的手術協議中約定好，如果沒有，你可以提出來，和醫生商議好處理辦法。

7. 要有理性的心態

整形必須理性，這是任何時期都不會過時的建議。什麼叫理性的心態？那就是整形前問自己幾個問題。

我為什麼要整形？

在我們接觸的愛美者裡，很多人整形的目的就是不理性的。比如，一名整形醫生表示，他的女性顧客中，20%有離婚經歷，她們整形的潛在原因就是為了證明，選擇離婚是她們前夫的一大損失。她們整形的目的就是報復前任，這種行為是不可取的。還有一種人，整形是為了取悅他人。比如，男女朋友要求他整形，這種目的整形是千萬要不得的。還有一種人，是沒有目的，一時頭腦發熱來整形。這也是不理性的行為。

整形應該是一個深思熟慮的結果，整形的原因是為了讓自己更美、更樂觀，而不是為了他人。

我適合做整形嗎？

整形手術是有要求的，如心臟病、高血壓或是對麻醉過敏、有凝血性問題的人就不適合做整形手術。有些整形手術是不必要的，比如，新潮前衛的耳洞整形等，這都是不適合大眾的整形項目。我們沒有必要去做這些花裡胡哨的項目。

我聽懂了醫生的建議了嗎？

很多人在和醫生溝通時候連連點頭，說：「對，就是這樣，醫生你照著做就好。」等做完後又大吵大鬧，對手術效果極不滿意。這就是典型的沒有聽清醫生手術前給出方案的結果。在整形方案的選擇上，我們要綜合醫生的專業意見、個人合理期待、自身的條件等多種因素來考慮。在認真聽取醫生建議的同時，不應有不切實際的想法。

我能接受整形手術帶來的不完美結果嗎？

任何手術都有失敗的風險。所以，整形也是反覆權衡利弊的結果，選擇整形，意味著你必須要有能承受整形帶來的風險（如失敗、併發症）的心理準備。

如果做不到這些，那你還是要三思而後行。

03
選擇適合的整形療程

醫生給了我們專業的整形建議，我們自己怎樣去選擇這些方案呢？可以從以下幾個方面去考慮。

1. 根據自身條件去選擇

整形手術說白了就是把自己變得更美。所以，變美的關鍵在於自己。從這個角度來看，選擇整形手術方案時，最重要的是結合自身情況進行分析，選擇在安全前提下能讓自己最大程度適合的改變的方案。

根據自己具體問題去選擇

在選擇整形方案前，我們先應該確定自己出現什麼問題，需要透過什麼樣的整形方案達到什麼樣的效果。有很多人都非常糾結，對著鏡子總是無所適從，不知道自己該整哪裡。但知道自己該整哪裡確實是門學問。

比如，有些人五官不好看，覺得是自己單眼皮的問題。如果做個雙眼皮就能馬上漂亮起來。結果經過專家的分析，五官不好看是因為自己的塌鼻梁和寬臉型造成的。那麼這些人則需要調整的是鼻子和臉型而不是雙眼皮。

有些人總覺得自己形象很糟，臉色發黃，是由於皮膚暗沉造成的，需要做美白。但經過專業診斷，其實是皮膚粗糙缺水，需要做的是補水。

還有些人覺得自己的鼻子鼻梁太矮，需要做玻尿酸注射填充，讓鼻子挺起來。但經過診斷後，他不但鼻子塌陷而且還有鼻翼過寬的問題，單純玻尿酸解決不了問題，只有鼻綜合整形才能達到理想的效果。

這樣的案例比比皆是。那我們怎麼樣才能了解自己的需求呢？

首先，全方位了解自己的問題。例如，要做鼻整形，不單單是看見鼻梁塌陷就做鼻梁，應該對整個鼻部做一個評估和判斷。在門診中，我們遇到了太多這樣的愛美者了。不需要醫生分析情況、給相關建議，開門見山就是自己需要隆鼻。結果醫生看了本人的鼻部後，明確告訴她，單純隆鼻根本無法矯正鼻部的形態，需要和鼻尖抬高與鼻翼縮小一起做，這樣才能讓鼻部整個形態清晰起來達到美觀的效果。

其次，要善於傾聽別人的意見。「當局者迷，旁觀者清」這句話放在這裡再適合不過。自己的認知、審美和觀察畢竟是有限的，這時不妨問問身邊有過整形經驗的朋友，有從事整形行業的專業人士，甚至去問問醫生。聽聽別人的意見，就能深刻知道自己的問題，才能針對性選擇整形方案。

最後，應該適當了解一些整形項目的基本知識。就像前文提到的做功課一樣，如果大家有整形的想法，最好多了解整形相關常識。這裡了解的整形相關常識不僅僅包括你自己感覺需要去整的項目，其他相關項目也應該有個初步了解。

這樣，你基本可以評估出自己需要整形的大致範圍，這樣有利於選擇最適合的整形方案。

根據自己身分去選擇

根據自己身分去選擇整形方案也是個很好的辦法。特別是在當今職場中，如果有一套適合自己氣質、身分的整形療程，那無疑會對自己的職業產生非常積極的影響。我們在此舉幾個小小的例子僅供你參考。

首先，普通上班族有「午餐整形」之稱的整形療程。如果你是一名辦公室行政、出納、銷售或其他職位的普通職員，由於平時上班匆忙，沒有充足的時間來恢復，也基本無法為自己量身打造全方位的整形方案，那麼這個時候注射類的整形項目對你來說再適合不過。注射類的玻尿酸填充、肉毒桿菌瘦咬肌與除皺等項目手術只需半個小時，甚至十分鐘，沒有恢復期，注射後效果明顯，這個項目無疑是為普通上班族量身打造的。

第二，公務員和事業單位的人推薦微創無痕的整形療程或皮膚療程。公務員和事業單位的人需要保持和藹而幹練的形象，但又不適合大變形象，所以適合微創無痕的整形療程，除上面提到的注射類的整形項目外，可以做做除皺項目解決掉深深淺淺的川字紋和法令紋。此外，做皮膚項目去掉臉上的斑斑點點和痘痘也會為個人形象加分不少。

第三，學生可以根據個人情況適當選擇有恢復期的項目。學生有寒暑假充足的恢復時間，所以可以選擇那些術後恢復期長的項目，如鼻綜合整形、臉型整形等。但必須指出的是，學生由於還在成長期，個人形象還在變化中，我們不提倡過早整形。一般 18 歲以後整形最佳。

最後，高階主管或公司老闆推薦年輕化項目。高階主管或公司老闆一般有豐富的職場經歷，在多年的打拚中過分透支身體，使得臉部過早出現衰老的症狀，如臉色發黃、毛孔粗大、皺紋滿布、眼袋出現、臉部下垂等等。所以，這類人應先考慮年輕化項目。如眼袋手術和提眼肌手術會讓個人臉部有非常大的改變，還有皮膚的保養、音波拉提等，都可以從不同的方面讓這類人變得年輕。

根據自己年齡去選擇

根據自己年齡去選擇適合自己的整形療程和根據自己身分去選擇整形方案有一定的重合。比如，學生一般是 20 歲左右的人，這類人有充足時間，年輕有活力，恢復起來比一般人快，所以可以根據情況選擇恢復期長的項目。普通上班族一般年齡在 30 歲左右，優先選擇注射整形項目。35 歲通常是女性生理老化的轉捩點，職業身分也慢慢進入高階管理等職位，這個時候皺紋、眼袋、皮膚鬆弛等生理衰老症狀就會逐漸出現，這個年齡層的人進行的整形項目一般除了注射整形外，更多的是選擇雷射改善膚質和面容老化，或透過做小手術，例如，去眼袋、眼皮鬆弛矯正等。

2. 根據技術成熟度去選擇

亞洲的醫療整形美容事業從 1980 年代後期在各地逐步建立並得到較為健康的發展。在美國，從 1992 － 2002 年之間的 10 年中，美容外科手術也增長了 393%。

進入 21 世紀，整形美容事業更加彭勃發展，各項整形技術都趨於成熟。目前來說，最常見的眼部、唇部、耳部、鼻部、下巴、胸部、除皺、抽脂、體表凹陷充填、疤痕修復乃至器官再造、生殖整形和微創注射美容、雷射、脈衝光、射頻等項目已經非常成熟，在合格醫院的專業醫生操作下，基本上問題不大。

3. 根據專家特長去選擇

整形美容外科的項目大大小小數百種，一位醫生的精力畢竟是有限的。所以，一般的整形醫生都會有自己著重去攻克的或專注的領域。如有的醫生擅長雙眼皮整形，有的醫生擅長鼻整形，有的醫生擅長抽脂整形，有的醫生擅長隆乳等等。

如果去醫院就診時先了解一下醫生擅長的領域，選擇醫生擅長的領域進行整形，成功的機率會更高。當然，這裡不是說醫生不擅長的領域就做不好，而是說擅長的人做擅長的事情會事半功倍。

4. 根據費用預算去選擇

顧名思義，看診後醫生或醫院會給幾個整形方案的價格給你，大家可以根據不同的價格選擇適合自己預算的方案。

04
如何選擇信譽良好的整形機構

整形行業的發展跟一般醫療有著巨大的區別。與一般醫療不同的是，大大小小的醫美診所如雨後春筍越來越多。

在這種情況下，合格整形專科機構成為為千萬愛美者服務的重要陣地。如何在魚龍混雜的機構中尋找專業的整形機構，這是一門深遠的學問。根據從業多年的經歷，我們給你提供以下要點供你參考。

1. 根據機構的設備、案例、環境和工作人員來選擇一家合格的整形機構

麻醉設備、無菌手術室、術後觀察室和私密的注射室是標準配備。除此之外，整形機構的皮膚科非常需要治療設備，比如，雷射類設備、清潔類設備、光照類設備、護理設備等，都是需要透過專業醫生的操作發揮作用。設備齊全，是整形美容手術及手術最大的安全保障和效果保證！

2. 一般整形機構都會用案例來吸引人們就診

但現在的案例宣傳灌水都很常見，特別是 PS 技術的普及讓前後對比作假的可能性大大提高。合格醫療機構都會在手術前用高畫質數位相機記錄下你的狀態，在術後複查或者恢復後再次拍照，為的是有相片證據，證明整形給你的改變。有些照片經過本人允許就成為對外使用的案例。所以，看機構的案例時，應該找高畫質真實案例來看，看細節，多角度對比，才能得出這個機構的真實整形水準。

3. 就診環境和工作人員的服務態度都屬於機構的軟實力

早先絕大多數診所正是憑藉私密溫馨的就醫環境與人性化的服務獲得了市場。但醫療的核心還是技術與安全，環境和服務是錦上添花。如果在保證技術與安全的前提下，能有溫馨的就診環境與人性化的服務，那就最好不過。

4. 在項目選擇上的小小建議

在選擇機構時，同樣也適用選擇擅長領域機構的原則。如有的機構主打胸部整形，那去這家機構做胸部整形是個不錯的選擇。有的機構主要做注射整形，那就去這家機構做整形吧。這裡有個小小的建議，就是修復重建類的項目，如唇裂畸形修復、乳房再造、燒傷疤痕修復等項目，優先選擇實力雄厚的整型外科。五官等整形項目可以選擇有專科優勢的專業機構，注射類項目和皮膚則在資質齊全的美容醫學診所都可以進行。

總之，選擇合格的整形機構需要從不同的角度出發，首先選資質齊全的機構，再從醫生、設備、案例、服務等角度「貨比三家」進行比較，最終選擇你滿意的機構。

第三章

重塑年輕肌膚，追求年輕十歲

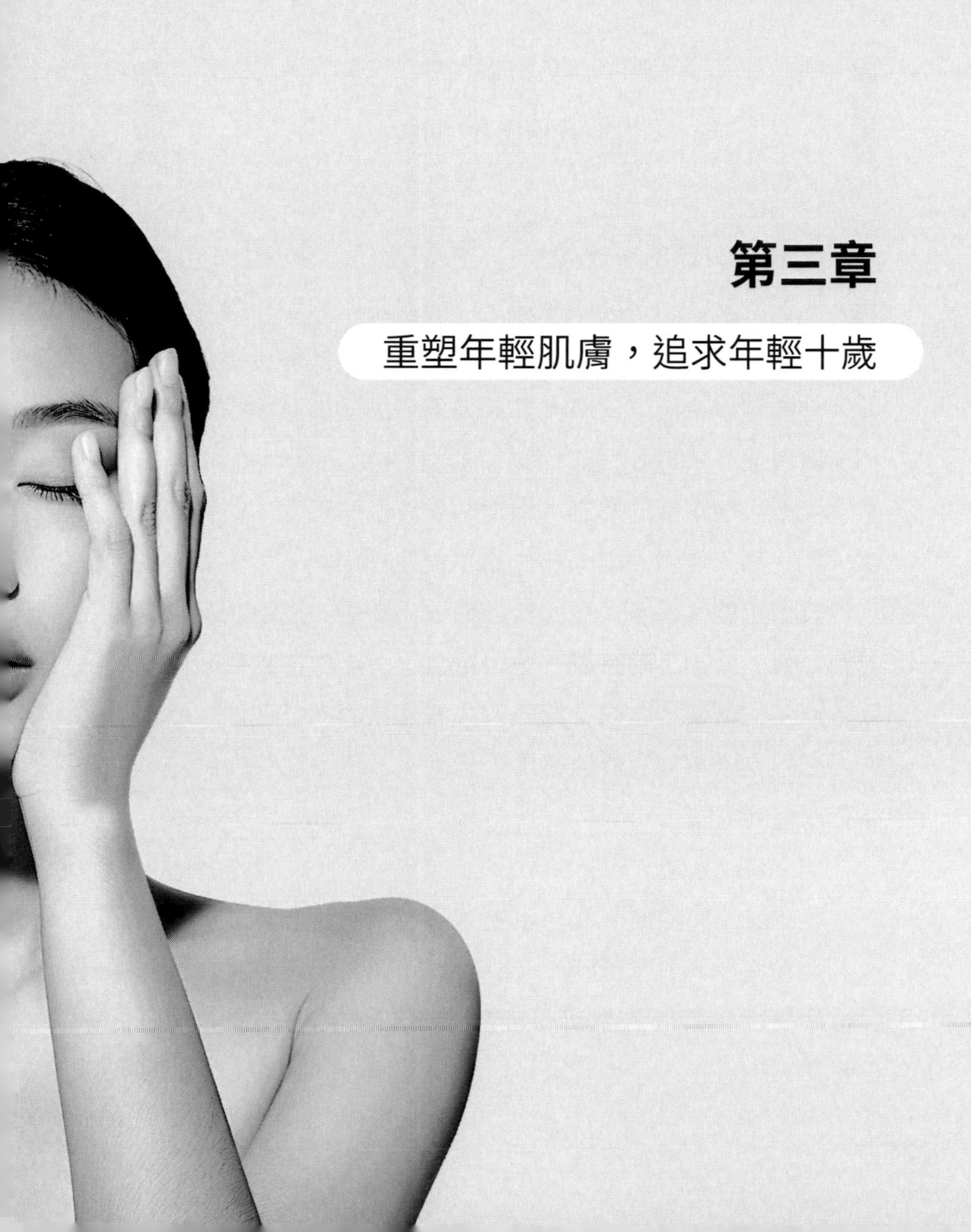

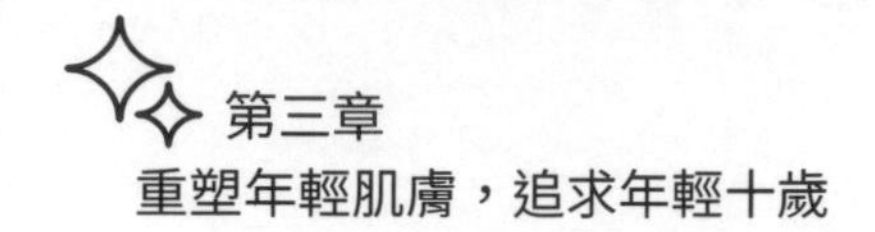

01
撫平臉上的細紋

皺紋是美麗的「天敵」。正常情況下，隨著時光的流逝，人體的新陳代謝開始減弱，伴隨著皮脂腺和汗腺等功能慢慢衰退，原來支撐起皮膚表面的內部纖維儲備也會逐漸耗竭。這種情況會造成皮膚內部向外的張力逐漸減少，變現為肌膚區域性區域開始凹陷，皺紋隨之產生並日漸明顯。

這是人體正常的衰老，出現的皺紋也屬正常。但近年隨著人們生活工作壓力增大和作息不規律等因素，二十多歲的人們皮膚也開始缺水，長此以往形成小斷裂，反映在臉上就是那一條一條細小的皺紋，更嚴重者也會產生正常衰老情況下才產生的皺紋。皺紋會讓整個人看起來衰老、憔悴、沒精神，如果是剛剛接觸醫療整形美容的人，從臉部除皺做起，是個不錯的選擇。

一、皺紋分類。

要知道如何除皺，就必須先了解我們的臉部會有哪些皺紋，你現在出現的屬於哪一種皺紋，再針對性地做去皺方案，才能達到最好的效果。那我們臉部的皺紋是怎樣劃分的呢？

1. 按部位分類

按照部位，我們臉部的皺紋從額部到頸部，主要可以分為額頭皺紋（抬頭紋）、眼周皺紋（眉間紋、魚尾紋）、臉頰皺紋（橫向鼻紋、法令紋）、口周細皺紋（垂直唇紋、嘴角紋）、頸部皺紋（頸紋）等。

額頭皺紋

額頭皺紋最主要的就是抬頭紋，一般額部皺紋也基本指的就是抬頭紋。抬頭紋一般多為橫紋，也有非常少見的豎紋，臉部表情活動、皮膚缺水、營養缺失、不良生活習慣都是抬頭紋出現的原因。

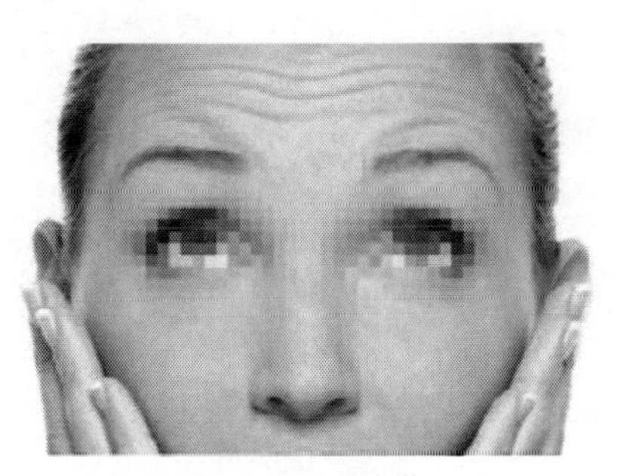

圖 3-1 額頭皺紋

在我們一般人的臉部表情中，經常會不由自主地將雙眉抬起，這會導致額部肌肉的恢復能力降低乃至損傷、皮下組織彈性減弱進而擠壓到額部皮膚後留下痕跡。如果長此以往，一開始不顯著的抬頭紋便會成為頑固的真性皺紋。

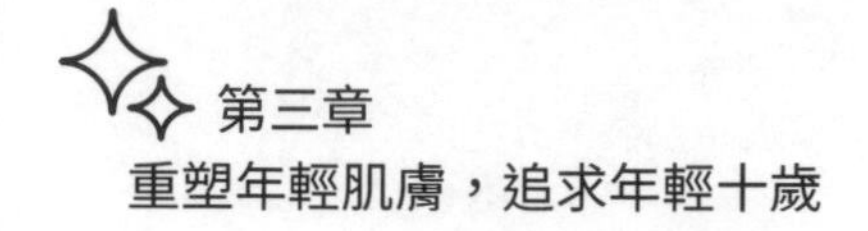

抬頭紋一般都是在三四十歲才會出現。當然，抬頭紋更多地是破壞愛美女性的美麗形象，成為繼眼尾紋和法令紋之後的第三大困擾女性的臉部問題。所以，愛美女性怎能有抬頭紋呢？

眼周皺紋

眼周皺紋主要是眉間紋和魚尾紋。

眉間紋是臉部皺紋中一種比較常見的皺紋，它出現在人的雙眉之間，而且會逐漸加深，最終形成較深的皺摺，在臉部呈現為「川」字，所以眉間紋也稱之為川字紋。眉間紋一旦形成，會使人看起來總是愁眉不展。

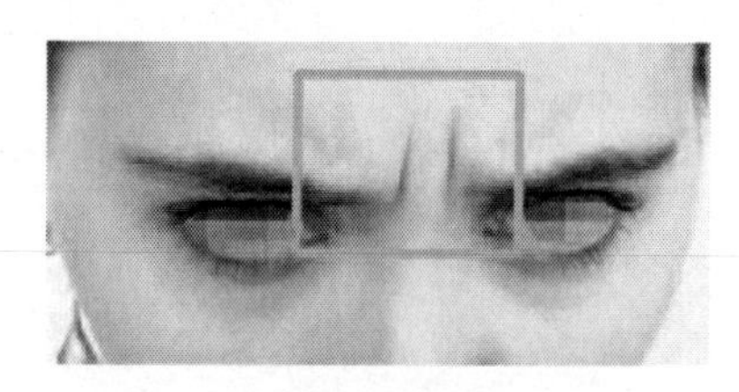

圖 3-2 眉間紋

魚尾紋是氧化紋的一種表現形式，通常發生在 30 歲以上的人群中，30 歲以後人們由於皮下脂肪減少，肌肉彈性衰退，人的眼角和鬢角之間會出現紋路跟魚尾巴上的紋路很相似的皺紋，所以人們把這種皺紋形象地稱為魚尾紋。而魚尾紋的產生一般伴隨著皮膚的黯淡、鬆弛、乾燥，表示著人體進入生理衰老階段。

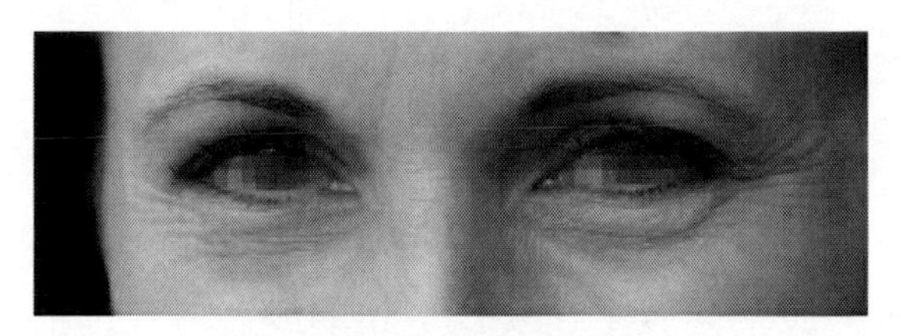

圖 3-3 魚尾紋

臉頰皺紋

臉頰皺紋主要是橫向鼻紋和法令紋，特別是法令紋最容易「出賣年齡」。

法令紋是人的鼻翼邊延伸而下的兩道紋路，是典型的由於皮膚組織老化，造成肌膚表面凹陷的現象。法令紋的產生多為臉部表情過於豐富或肌膚老化鬆弛導致。法令紋一旦產生之後，會對人的臉部形象產生巨大的負面影響，常常給人衰老的感覺。其實法令紋和你皮膚整體的鬆弛、衰老程度有很大關係，更能揭示一個人的真實皮膚狀態和年齡。

很多人提到皺紋首先會盯著笑紋、魚尾紋不放，但如果要了解自己的皮膚狀況，你最應該了解的其實是自己的法令紋。如果你的法令紋較深，那麼你的皮膚狀態恐怕就不是很理想了。所以，法令紋最容易「出賣年齡」，需要及時治療。

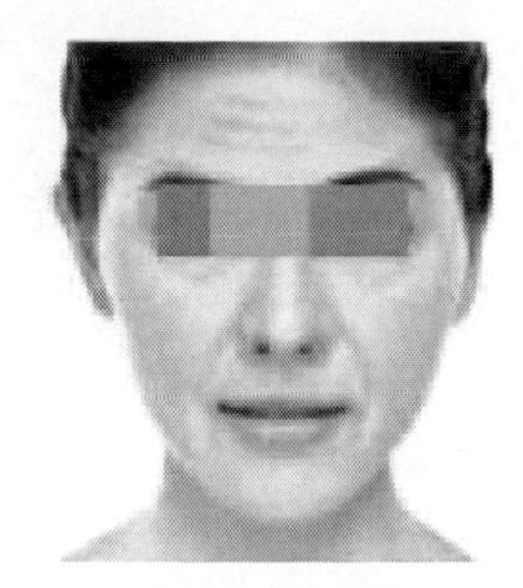

圖 3-4 法令紋

口周細皺紋

口周細皺紋主要是嘴角的一些皺紋，如垂直唇紋、嘴角紋等。

垂直唇紋主要發生在女性更年期或之後，也是人體衰老的顯著象徵。當人體缺乏雌激素時，嘴上就會出現垂直唇紋，它象徵著人體激素水平的降低。嘴角紋是指嘴角肌膚收縮或頻繁誇張的嘴部表情形成的凹凸紋路。深層原因是衰老導致的嘴角處的皮膚中膠原蛋白流逝，使網狀支撐體亦會變厚變硬、失去彈性，表面皮膚鬆弛形成的。口周細皺紋也會給人造成衰老的印象，所以也是除皺的目標之一。

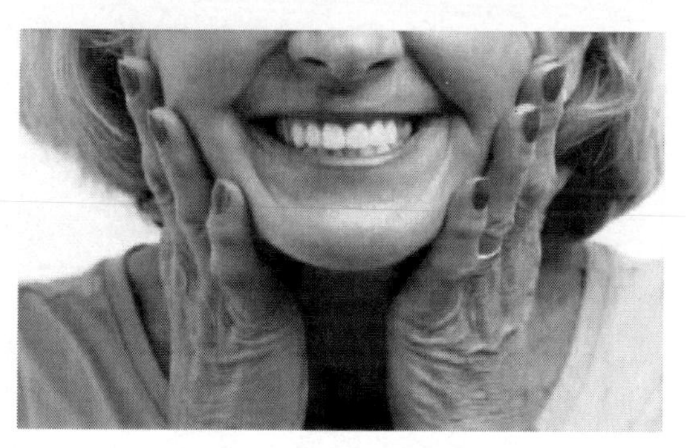

圖 3-5 口周細皺紋

頸部皺紋

頸部的皺紋多發生在中年以後，人的頸部肌膚十分細薄、脆弱，它的皮脂腺和汗腺的數量只有臉部的三分之一，到中年後，人的皮下組織往往會逐漸萎縮減少，直到皮膚鬆弛，加上重力作用而加多加深，特別在頸前部或在兩側頸闊肌的頸中緣形成兩條下垂的皮膚皺紋。

很多女明星的臉總是美若天仙，但是視線往下一移明顯的頸部皺紋會讓人大驚，這是很多明星的破綻！所以，頸部皺紋對人的影響看似沒有臉部那麼大，但也不得不重視。

2. 按屬性分類

實際在治療時，根據皺紋的屬性還有另一種分類方法，即把皺紋分為靜態和動態皺紋。如果你做不同表情時，眼角、嘴角、眉心等處才會出現皺紋，就是動態皺紋，也稱假性皺紋。如果沒有表情活動，還是可以看得到清晰的紋路，就是靜態皺紋。靜態皺紋是已經形成很久而且已經變成了真性皺紋的皺紋。

動態皺紋

動態皺紋是表情肌收縮的結果，指的是必須臉部活動時，因表情肌肉的收縮牽引，才會造成表面皮膚的皺紋。所以，表情深刻的人容易有動態皺紋，肌肉越動皺紋越多。比較常見的動態皺紋是眼部、嘴角周圍產生又細又短的條紋。

例如，眉間紋、抬頭紋、魚尾紋、眼瞼皺紋、法令紋、唇部皺紋等都屬於動態皺紋。

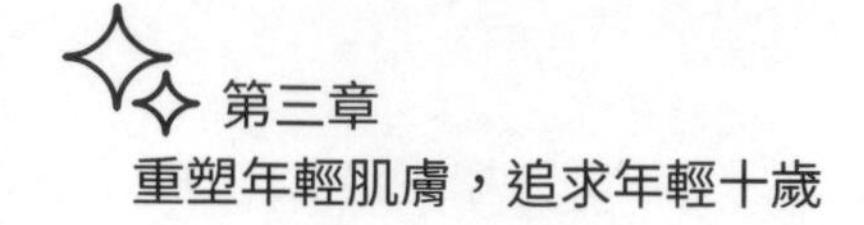

靜態皺紋

早期只有表情肌收縮，動態皺紋才出現，等持續一段時間以後，表情肌不收縮，皺紋也出現，這樣的皺紋就屬於靜態皺紋。也就是說，隨著額頭紋、法令紋、魚尾紋紛紛出現，肌膚逐漸變得越來越鬆弛，皺紋逐漸加深最終形成靜態皺紋。靜態皺紋是隨著歲月流逝而出現或加深的，其最主要的原因就是老化。例如，老年人上眼瞼皮膚鬆垂、下眼瞼紋、鼻唇溝、頰部皺紋、頸部皺紋等。

看到這裡很多人可能很疑惑，看起來動態皺紋和靜態皺紋在具體的區分上沒有什麼區別？其實不然，我們可以這樣理解：皺紋一開始在臉部出現的時候往往是動態皺紋，臉部不做表情它就不會出現，隨著時間的流逝，臉部膠原蛋白、水分和營養元素的缺少，臉上的動態皺紋會漸漸加深最終形成靜態皺紋，這個時候不管做不做表情，這些皺紋都會出現在我們的臉部，無時無刻不在提醒我們臉部的衰老。

二、除皺方法。

說完了皺紋的分類，那到底如何用醫學整形美容的方法除皺呢？市面上有哪些專業的醫學整形美容除皺方法？

當前，市面上比較成熟的美容醫學除皺方法主要有手術除皺、射頻除皺、雷射除皺和注射除皺等方式。

1. 手術除皺

手術除皺，俗稱「拉皮」，主要是利用手術是把鬆弛的皮膚去掉，然後把造成皮膚皺紋的肌肉舒展開，以達到臉部提升的目的。手術除皺具有傷口、有恢復期等特點，因此面對越來越多的非手術除皺方式，手術除皺已經不是愛美者的第一選擇了。但對於 50 － 60 歲，甚至年齡更大者，臉部嚴重鬆弛、皺紋橫生，而又想取得徹底的除皺效果的患者來說，手術除皺也是一種選擇。

雖然手術要開刀有切口，但相對其他非手術除皺方式來說，它是真正的全臉部除皺，而且現在手術除皺方式也逐漸向微創方面發展，所以手術除皺對於醫生的技術要求也較高。

如果你的症狀優先的解決方式是手術，那建議你選擇有經驗的醫生，不但能盡可能安全微創地解決皺紋問題，還可以還你平滑的肌膚。

2. 射頻除皺

射頻（RF）是 Radio Frequency 的縮寫，表示可以輻射到空間的電磁頻率，頻率範圍為 300kHz － 300GHz。射頻就是射頻電流，它是一種高頻交流變化電磁波的簡稱。射頻對於組織的生物學作用是非選擇性熱作用，射頻能量能使組織迅速地加熱，直接從不同皮下組織層去刺激人體皮膚內的膠原蛋白，使膠原纖維收縮，緊實地排列，使肌膚更緊實，從而達到去除皺紋的效果。

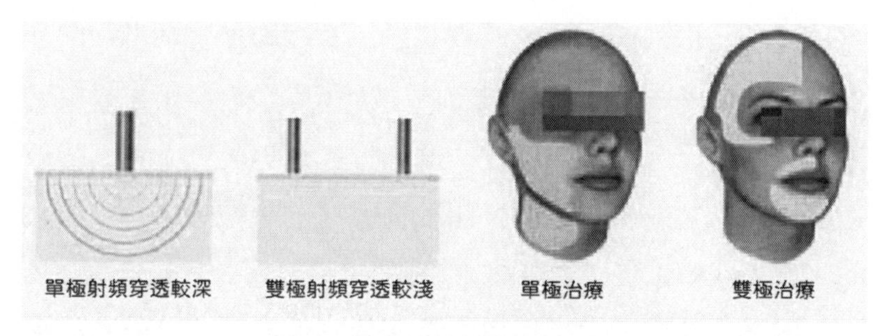

圖 3-6 射頻除皺

射頻是繼雷射和光子之後的最新非侵入式美容技術，也是目前最先進、最有效的非手術除皺美容方法之一。治療時，射頻儀器以高頻率的脈衝電流射頻波迅速作用於皮膚，使能量直達真皮層膠原纖維，從體內直接發熱，當真皮組織的熱能達到 45 － 50℃時，膠原纖維產生收縮，刺激分泌更多新的膠原蛋白來填補萎縮和流失的膠原蛋白空隙，同時這種深層均衡的加熱行動可以促進皮膚結構和皮下組織立刻拉緊，出現即時的除皺效果。射頻除皺的雷射在促進皮膚內膠原蛋白再生達到除皺效果的同時，還能夠使得肌膚變得滋潤細膩。

射頻除皺的特點如下：

射頻除皺無痛更安全

射頻除皺發展普及已經數十年，技術成熟，是一種非侵入的除皺技術。

愛美者的感受基本上是無痛，但有股灼熱感，加上使用時發出的小赫茲的頻率對人體沒有傷害，所以安全性較高。

值得一提的是，射頻除皺對醫生的手術技術要求較高，不專業的外行人手術同樣會造成極大損傷。所以，射頻除皺一定要選擇合格醫療機構的專業醫生。

射頻全面除皺效果顯著

射頻除皺利用光熱學原理治療中在肌膚內能源源不斷產生膠原蛋白，使皮膚真皮層的厚度和密度增加，填平皺紋，恢復皮膚彈性和光澤，使皮膚看起來白皙嫩滑。可以達到皮膚輕度到中度的收緊，以收縮的皮膚為支架，刺激皮膚組織的膠原蛋白、彈力纖維的生長，達到整體皮膚去皺緊膚效果。

射頻除皺對醫生的手術技術要求較高，同一臺儀器不同人操作，效果的差異會非常大。為了得到有效的治療，射頻除皺一定要選擇合格醫療機構的專業醫生。

射頻治療不用恢復更方便

射頻除皺一次治療時間一般為 45 分鐘左右，不住院，隨治隨走不會影響正常的工作和生活，所以說非常便捷。

射頻除皺適用範圍廣泛

射頻除皺作為一種成熟較新的技術，它打破了限制，不同年齡層、不同膚質的人都可以進行治療。射頻除皺適用範圍有上額、眼周、下巴、法令紋；不但如此，射頻除皺對於妊娠紋、蝴蝶袖、緊實鬆弛皮膚、提拉乳房等都有較為明顯的效果。

3. 雷射除皺

雷射除皺方式的代表為飛梭雷射。飛梭雷射也是利用光熱作用治療由於真皮層膠原老化、退化所引起的皮膚皺紋的有效方式。

飛梭雷射除皺的運作原理也是透過雷射釋放出能量來刺激皮膚自身的膠原再生，達到使皺紋消失、皮膚細緻滑嫩的效果。

飛梭雷射自問世至今十餘年，由於其療效肯定、損傷較傳統雷射小、術後效果明顯等優勢，已經迅速成為國內外美容業高效解決皮膚皺紋問題的一種選擇。

4. 注射除皺

注射除皺是當前最流行、最簡單的皺法方式。注射去皺，就是透過注射如玻尿酸、肉毒桿菌、膠原蛋白、自體脂肪（以前兩種最為廣泛）等達到去皺和美容的目的。注射除皺方式因方便迅速，適用範圍廣泛，深受廣大愛美者青睞。

玻尿酸學名為透明質酸（Hyaluronic acid，簡稱 HA）或稱醣醛酸，原本只用於保溼，隨著功能的開發，目前早已被列入整形的首選方式。玻尿酸，原來就以膠狀形態存在於人體皮膚的真皮組織中，負責儲存水分、增加皮膚容積。隨著年齡增長，人體的玻尿酸逐漸流失，才使皮膚失去儲水的能力，逐漸變得暗沉、老化，並形成細小的皺紋。

現代生物科技的進步讓科學家們從脊椎動物的結締組織萃取出與人體原有的玻尿酸十分相近的安全玻尿酸來應用到美容醫學上。目前批准上市的玻尿酸已有十餘種。

玻尿酸除皺主要是透過「填補」的形式。簡單來說，就是哪裡凹就填哪裡。

所以玻尿酸除皺主要針對的是前文提到過的靜態皺紋，也就是與表情無關的皺紋，例如，法令紋等。玻尿酸注射後，一般馬上就可以看到填補皺紋的效果。

肉毒桿菌學名肉毒桿菌素，是肉毒桿菌在繁殖過程中分泌的一種 A 型毒素。

很多人聽到肉毒桿菌會很擔心它的副作用，但世界上目前應用在美容醫學上的肉毒桿菌劑量僅僅是其最大安全劑量的百分之一。而肉毒桿菌除皺的主要特點是阻斷。

透過注射肉毒桿菌，切斷肌肉與運動神經之間的傳導，使肌肉纖維不能收縮，致使肌肉鬆弛以達到除皺美容的目的。

所以肉毒桿菌除皺主要是針對動態皺紋，也就是你做表情時才會出現的皺紋，比如，魚尾紋、皺眉紋、抬頭紋等。

注射除皺甚至比射頻除皺更具優勢。

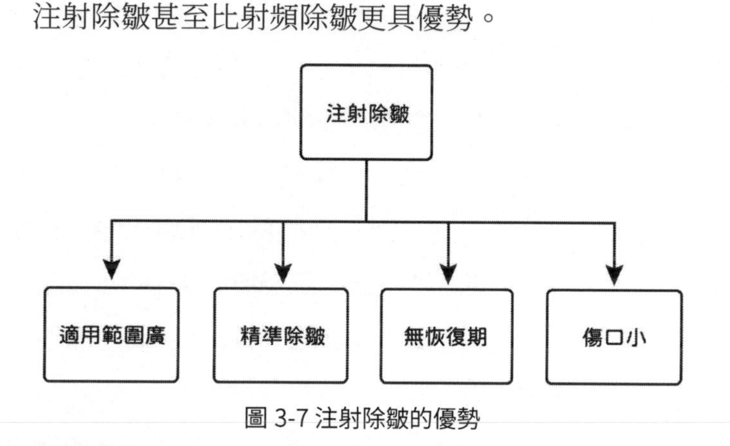

圖 3-7 注射除皺的優勢

適用範圍廣

注射除皺能夠應用在淺層皮膚，有效填充臉部皺紋，同時進行臉部修復效果。

精準除皺，見效快、時間短

注射除皺是在臉部多點皮下進行注射，最快十分鐘就可以結束。而且可以精準消除臉部密集的細小皺紋，最快注射後就可以看見效果。

無恢復期，注射後立刻恢復工作和生活

注射除皺後就可以正常學習工作，沒有恢復期，非常方便迅速。

傷口小

注射除皺因為是注射的形式，所以手術後僅僅留下針眼而已，相比手術可以說是基本沒有傷口。

02
光療整形的巧妙運用

光療整形就是我們通常所說的光電美容，在美容醫學行業特指雷射美容。

雷射技術被譽為 20 世紀最重大的發明之一。經過半個世紀的發展，雷射現已廣泛應用於各個領域，特別是美容醫學。

雷射技術正式應用到美容醫學是 1963 年，由於方向性好、高能量、單色性好、相關性好等特點，使得一些原來治療感到很棘手的皮膚疾病，如太田痣、血管瘤等得到簡單有效的治療。進入 21 世紀，雷射美容被廣泛地應用於各種美容術特別是皮膚美容上，如色素斑、色素痣、脫毛、去皺、除疤、紅血絲等等。

光療整形的巧妙運用？光療整形應該根據具體的皮膚特點進行選擇。

1. 色素斑

色素斑主要是由於皮膚黑色素顆粒分布不均勻導致的斑點或斑片。色素斑主要包括雀斑、黃褐斑、咖啡斑、老年斑、褐青色痣、色素沉澱等。在治療色素斑前，首先要確定斑的類型，然後選擇最理想的光電治療方法，用最合格可行的美容醫學方法。

雀斑是人們皮膚表面出現的米粒大小、橢圓形、呈淺咖啡色的色素斑。雀斑多長於人的臉部，有些人的頸、手臂等部位也會出現雀斑。雀斑多與遺傳相關。

雀斑的治療藥物一般很難達到效果，最有效的方式之一是 Q-SWITCH 釹雅克雷射。此外，光子治療雀斑也有不錯的效果。特別是釹雅克雷射能夠穿透至表皮基底層及真皮層色素團，利用穿透的雷射讓色素粒瞬間膨脹破裂，最後排出體外，達到去除雀斑目的。釹雅克雷射去雀斑治療過程較安全，痛苦小，不影響課業和工作。

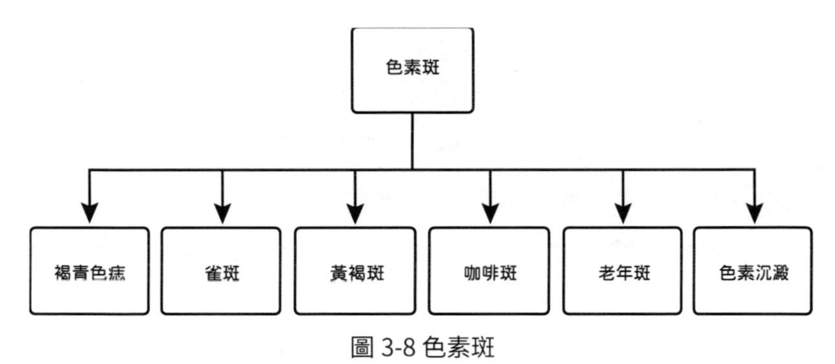

圖 3-8 色素斑

黃褐斑又稱蝴蝶斑，是生長於人們臉部呈蝴蝶狀或對稱性分布的褐色色素斑。黃褐斑多見於人們臉部的前額、顴部、鼻、口周圍。黃褐斑目前沒有效果非常好的治療方式，而且在黃褐斑的治療上，並不首先推薦雷射。

相關數據顯示，釹雅克雷射和光子雖然對黃褐斑的治療會有一定作用，但復發的機率較高。黃褐斑的治療首先大家自己要注意防晒，此外首選的是外用去斑藥物，如傳明酸等。

咖啡斑多見於人們出生時、嬰兒期或兒童早期，在人們臉部呈大於 2 公釐的圓形或不規則狀的咖啡色（黃褐至暗褐色）斑片。多數患者在多次治療後可以達到一定效果。

老年斑學名脂漏性角化，是一種皮膚的良性腫瘤，好發於中老年人的臉部的雙頰和前額等處，特別是手背。老年斑一般選用雷射治療能達到較為理想的效果。

褐青色痣又稱太田痣，是日本的太田醫生於 1938 年首次描述而得名太田痣，褐青色痣是臉部的一種波及鞏膜及同側臉部沿三叉神經眼支的灰藍色斑片損害。

褐青色痣的美容醫學治療方法，可選用脈衝染料雷射或釹雅克雷射治療，可達較好美容效果。

針對發炎後色素沉澱，首選的方法仍然是藥物治療，亦可以結合使用光子治療。

總之，各種色素斑的治療都屬醫療行為，在合格醫院屬於美容皮膚科或雷射美容科的治療行為，所以大家治療色素斑一定要去合格醫療機構。

2. 色素痣

色素痣是由痣細胞組成的良性新生物，是表皮、真皮內黑素細胞增多引起的皮膚反應。目前，去色素痣的醫學整形美容方法主要包括手術、雷射、冷凍、化學腐蝕法等，其中應用最廣泛的方法主要是手術切除和雷射。

對於直徑較大，又有凸起的色素痣，可以用手術方法切除痣周圍的病變組織。手術方法去痣對痣有一定要求，也有一定的難度。需要愛美者和醫生共同討論手術方案。

相對於手術方法，雷射去痣（也稱雷射點痣）則是傷口更小，應用更廣泛，更便捷的方法。雷射點痣目前最常用的雷射是脈衝雷射和飛梭雷射，脈衝雷射能夠利用雷射的巨大能量瞬間作用於組織中的色素組織，對痣組織產生汽化作用。透過精準汽化痣組織，可以使痣組織完全消失。對於一些比較深比較大的痣，很難一次性汽化去除，需要多次治療。

提到色素痣，很多人受《非誠勿擾 2》中李香山的影響出現恐慌，其實絕大多數色素痣是良性的。如果不確定，可以去醫院做組織切片檢查診斷。

3. 除疤

疤痕修復在雷射的選擇上首選飛梭雷射。飛梭雷射由數百個微雷射脈衝組成，每個微雷射光斑面積僅為數十平方奈米。飛梭雷射除疤透過這些微小的光斑在皮膚上造成許多的損傷，並利用未損傷的組織來促進癒合。隨著表皮的脫落，逐漸模糊疤痕的凸起邊緣，同時加熱真皮層中的膠原蛋白組織，刺激膠原組織再生，使得疤痕變淺直到消失。

飛梭雷射除疤的主要優勢有：

飛梭雷射除疤效果顯著

比起手術方法，飛梭雷射除疤傷口微小，除疤的效果非常明顯，而且對皮膚問題解決的更為細緻，這是其他方式比不了的。

飛梭雷射除疤治療過程疼痛較小

飛梭雷射能量非常穩定且均勻，治療過程中穿透更柔和，因此給人感覺較舒適，不會有很強烈的疼痛感。

飛梭雷射除疤安全性高

飛梭雷射是一項較為成熟的技術，只會對微小的區域進行熱量和能量衝擊，不會擴散，對皮膚產生損傷，因此在專業醫生的手術下是安全的。

有一點大家必須明白，飛梭雷射除疤雖然效果好，但並不適合所有疤痕。它對手術疤痕、外傷疤痕、痤瘡疤痕、燙傷疤痕等淺表性疤痕效果最好。所以，在選擇雷射除疤時，一定要治療，即可達到最佳治療效果。

4. 去痘

痘痘又稱痤瘡，是由於體內性激素水平、皮脂腺分泌、痤瘡桿菌等多種因素引起的好發於青春期的常見皮膚問題。

痤瘡的治療可以根據輕重程度和具體的表現治療。實際上，現在市面上治療痤瘡的方法毫不誇張地說有數千種，大大小小的藥物就有幾百種，還有化妝品、祖傳祕方、美容院的各種保養、醫院的各種藥物等讓人眼花撩亂。實際上，美容醫學方面去痘的方法也有十餘種，但主要的有藥物、物理、塗抹、針清、雷射等方法。

對於輕度痤瘡，外用藥物或口服藥物是一種選擇。藥物治療的一個問題是要持續數月才能見效，而且某些口服藥（如抗生素類藥物）會影響女性的月經，大家選擇的時候一定要諮商專業醫生。輕度痤瘡的另一個較好的選擇是針清加光照。就是將痤瘡利用針進行擠挑，而後進行紅藍光照射，最後敷面膜治療，可以達到理想效果。

中度痤瘡可以用針清加果酸再加光照進行治療。針清開啟毛囊，進行果酸刺激，再利用紅藍光混合光照來抗炎和抗菌，對輕中度痤瘡的治療效果最佳。缺點是需要的次數較多。

重度痤瘡和痤瘡後留下的痘印、痘坑就選擇雷射進行治療。雷射去痘是透過特定波長的高強度染料雷射，來快速破壞痤瘡丙酸桿菌，抑制細菌繁殖，同時高強度的雷射使擴張的毛細血管迅速萎縮，使充血與紅腫的發炎消退，最終促使痤瘡傷口平復，達到去痘效果。雷射去痘治療期間，可視皮膚情況搭配果酸或維他命 C 匯入能達到更好的效果。

去痘方法眾多，我們一定要根據自己的具體情況選擇適合的治療方法，最好的方法是去合格醫院詢問醫生，這樣才不會耽誤病情。

5. 改善膚質

很多人的膚質隨著年齡的變遷會出現細紋、毛孔粗大、暗斑、發黃、紅血絲等問題，如何改善這種膚質呢？那就是美容醫學中知名度最高的名詞之一：光子嫩膚。

光子嫩膚是一種非脫落的物理療法，利用雷射光子工作站產生的 420 － 950 奈米等不同波長的光子，一方面產生高熱，增強血管功能，使其加強循環，從而消除細紋、縮小毛孔。另一方面，光的選擇性吸收原理，用多條譜線，共同作用皮膚深層，使真皮層的膠原纖維和彈力纖維內部的細胞分子結構產生化學變化，恢復原有彈性，造成除黑去紅和去黃的作用。

光子嫩膚的治療方法能適應不同的多種皮膚狀態，不但較為安全有效，同時，光子嫩膚還有無痛、治療方便等優點。近年來已經成為廣大愛美人士的熱捧對象。

光子嫩膚治療後應避免日光曝晒，因為強紫外線照射可能提高黑色素的再生率，造成色素沉澱，使得治療效果大打折扣。另外需要指出的是，很多人也會經常聽到彩光嫩膚這個說法，其實光子嫩膚和彩光嫩膚是一回事。彩光和光子都是寬譜光，因為它是波段廣泛，所以治療範圍才會如此廣泛。

雖然雷射美容以如此多的形式解決我們皮膚的色素斑、色素痣、脫毛、去皺、除疤、紅血絲等問題。但這裡還是要說明，任何雷射的治療未必達到理想的效果，甚至有的雷射治療還會留下凹坑。還有很多人，就不能用雷射進行美容。

如心、肺、腎功能不全，嚴重感染，妊娠或哺乳期，癲癇症，近期有在陽光下曝晒者，疤痕體質，使用光敏感藥物者等。所以治療前，你一定要和主治醫師詳細溝通方案，避免不必要的糾紛。

最後大家一定要知道雷射美容後應該怎麼做：

注意防晒

幾乎所有的雷射美容術後都需要特別注意防晒。因為在紫外線照射下，你的皮膚很容易出現色素沉澱。

注意防水，保持肌膚乾燥

剛做完雷射美容要注意防水，特別是治療後 36 小時內治療區域要禁用熱水。

塗抹藥膏，禁忌撓抓

雷射治療後，治療區一般會有區域性皮膚發紅、發紫現象，這個時候醫師往往會為愛美者開一些塗抹藥膏來加速恢復。塗抹後，治療區域會出現結痂、脫痂的過程，這個時候千萬不要用手搔或抓，否則很容易留下疤痕。

注意飲食

其實雷射治療後沒有明文規定忌辛辣，但是不要過多飲食辛辣是必需的，而且一定要避免菸酒刺激。

牢記醫囑

按主治醫師的要求進行複查、恢復。

03
關於水嫩肌膚的整形

皮膚缺水問題，我們最先想到的是敷面膜，不光是普通人，明星也是如此。

如媒體報導，某位明星一年要敷 700 張面膜，睡覺、坐車、吃飯、為粉絲簽名、出席活動間隙都在敷面膜。但一般人一年很難像那樣去瘋狂地敷面膜，不但麻煩而且代價不低，所以有沒有什麼更好的方法呢？在美容醫學範疇內，最新的補水方式非水光針莫屬。

「水光針」是利用負壓原理，透過多根微小針頭，將透明質酸注入皮膚真皮層，達到補充水分，使原本乾燥凹陷的皮膚變得水嫩光澤的作用。

人的皮膚由外向內可以分為表皮、真皮、皮下組織三層。表皮位於皮膚的最外面，主要形成屏障的作用；真皮位於表皮的下方，真皮層含有許多水分，當水分減少時，會形成表皮上的小皺紋。

透明質酸就是大家熟知的玻尿酸，它就是真皮中的一種成分，它能吸收約相當於自身重量 1,000 倍的水分，具有非常強的保溼和潤滑作用。但隨著年齡的增長，皮膚開始老化，透明質酸會不斷地流失，人在 30 歲後體內透明質酸的含量是 75%，40 歲以上只有 60%，透明質酸的減少直接導致水分缺失、皮膚彈力下降，產生細紋。這時，水光注射就是補水的不二選擇。注射的透明質酸進入皮膚凹陷處，進行深度補水後能夠讓臉部皮膚水潤柔嫩、光澤透亮。

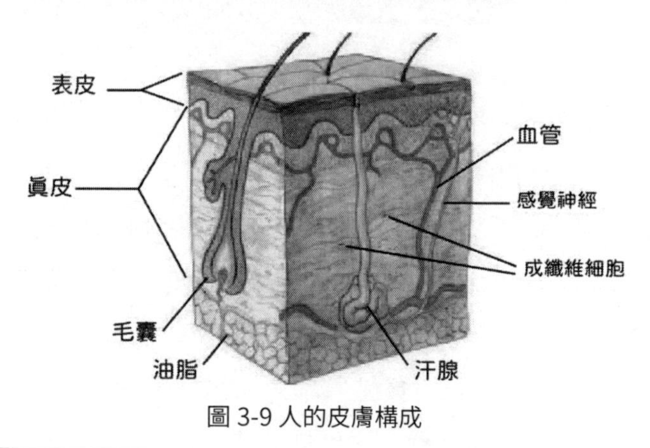

圖 3-9 人的皮膚構成

在大多數宣傳中，水光注射不但有補水的功效，而且可以收縮毛孔、緊緻皮膚、改善多種皺紋，甚至還有去斑的功效。實際上，水光注射透明質酸沒有那麼神奇，最主要的作用還是補水。如果想達到其他效果，就要聯合注射。

水光注射的材料除了玻尿酸外，現在越來越多的醫生嘗試聯合其他材料進行注射，以達到更好的治療效果。目前，常被應用的其他材料有肉毒桿菌、穀胱甘肽、維他命 C、動能素等。

水光注射肉毒桿菌，能造成收縮毛孔、去除細紋的作用；水光注射還原型穀胱甘肽能造成抗氧化、美白的功效；水光注射維他命 C 與穀胱甘肽效果類似，協同應用效果更佳；水光注射動能素、PRP 自體血清等還處於觀察階段，不建議大家盲目使用。水光針注射的原料成分不同，效果也會有較大差異。還有一點，水光注射的成分並不是越多越好，需要根據皮膚的狀況具體選擇，因為成分越多，刺激風險也會相應增加。

水光注射的步驟為：

1. 清潔。清理掉皮膚上的雜質和化妝品。
2. 麻醉。因為水光注射會有刺痛，因此注射前需要塗抹麻藥進行麻醉。
3. 手術。手術前要準備好治療用的負壓注射設備和玻尿酸，手術時需要將預裝有玻尿酸的針筒與負壓注射設備水光槍相連，然後藉助水光槍將玻尿酸均勻的注射到臉部。
4. 治療後護理。治療結束後，為了達到較好的治療效果，醫生會視情況建議你敷面膜以達到更好的治療效果。

補充一些關於水光針的小問題：

Q：注射一次水光針就可以獲得嬰兒般的水嫩肌膚嗎？

A：要想獲得最佳治療效果，水光針需要療程注射，個療程為 3-5 次。

潑一盆冷水：有一些人即使一個療程注射完，也不見得會有水嫩肌膚。因為每個人的膚質是不一樣的，包括乾燥程度、毛孔狀況、皮膚亮度等。如果你皮膚本來痘痘橫生或暗斑遍布，三次水光注射，幾乎不會有很明顯的效果，那不是因為水光無效，而是你皮膚基礎太差。所以，想單次達到理想效果的，更是不合理的期待。具體問題具體分析，一般一個療程後皮膚都會有較大改善。

Q：水光注射安全嗎？

A：水光注射的材料（如玻尿酸）都是經過多年安全驗證的產品，手術的儀器也相對來說安全可控性大，而且水光針的注射是真皮層，如果去合格醫療機構尋求專業醫生的手術，安全性是可以保證的。

Q：水光注射的效果能維持多久？

A：水光針的美容功效與皮膚受刺激後的修復能力、玻尿酸的分子大小與結構、補水成分的代謝速度等主要因素相關。經水光注射進入真皮層的玻尿酸，會與細胞發生水合作用，自身會不斷地被稀釋和吸收。因此，水光注射所能維持的時間是有限的。通常，皮膚基礎較差、膚質乾燥的人維持的時間在三個月左右，膚質較好的維持時間更長。如果做完療程，效果可以維持 1 年左右，但根據個人體質、膚質、生活習慣，維持時間也會有所差異。

Q：水光注射既然這麼方便，那我可以去工作室或者在家自己打嗎？

A：水光注射看似簡單，那是因為專業的醫生在手術，屬於醫療行為。沒有專業醫生手術，本身就是非法行醫，而且安全性不能保證。而且注射的玻尿酸、肉毒桿菌等都是美容醫學製劑，一樣必須選擇合格醫院找專業醫生進行手術。千萬不要貪圖便宜與方便而忽略安全性。

Q：水光注射的玻尿酸和臉部充填用的玻尿酸有什麼區別？

A：水光注射和填充注射使用的都是玻尿酸，但由於水光注射的玻尿酸在人的真皮層，要求達到皮膚補水的效果，所以使用的玻尿酸是小分子的、低交聯的。小分子的、低交聯的玻尿酸更容易被吸收和反應，更能達到補水的效果。而注射填充用的玻尿酸是經過交聯的中、大分子產品，這樣進入皮膚後才能有一定支撐度，不易被皮膚快速代謝。

Q：水光注射後有哪些注意事項？

A：水光注射後如果不及時護理，也很難達到理想的效果。簡單說，水光注射後的注意事項有如下幾點。

1. 注意補水

有人肯定想說：「什麼？水光注射不就是補水的嗎？怎麼我術後還要補水？」

其實剛剛做完水光注射後，皮膚表面會出現微小針眼傷口，這使得皮膚啟動修復，此時皮膚水分丟失最為嚴重，這就是有人做完水光後不久感覺皮膚特別乾燥的原因。所以大家在術後 72 小時內要對皮膚進行密集式的補水保溼，如使用補水面膜或充分飲水。

2. 注意防晒

皮膚科醫師在治療後一般會對愛美者反覆強調防晒，因為這能更好地促進治療後的效果。水光注射後同樣需要注意防晒，這是避免紫外線傷害和鞏固療效的必行方法。

3. 注意禁忌

水光注射後的主要禁忌有注射完 24 小時內：忌菸酒、忌三溫暖（高熱量）、忌劇烈運動 、忌外力摩擦治療部位、忌自來水或礦泉水洗臉（可用純淨水、蒸餾水輕輕拍洗）、忌含激素或含鉛的美白產品等。

04
肌膚抗衰老的年輕化治療

衰老又稱老化，是人類不可避免的階段。皮膚作為人體組織最大的器官，擔負著保護、感知、調節體溫、分泌和免疫等諸多作用，但隨著年齡的增長，皮膚也會像人體的其他器官一樣進入老化狀態。

皮膚的衰老從中年開始，隨著膠原蛋白和水分的流失、皮下脂肪明顯地減少，肌膚開始失去了光澤、逐漸彈性降低，皺紋增多、加深，直到鬆弛。除了自然衰老，周圍環境和生活方式也是皮膚產生變化的重要原因，我們完全可以透過採取一些有效醫療整形美容措施，讓衰老的速度變慢，讓我們看上去比同齡人更加年輕和漂亮。這也是醫療整形美容的魅力所在。

有人稱電波拉提、海扶刀、埋線拉提為「無創抗衰界的三巨頭」。我們就將這三種皮膚年輕化方式做簡單的分析介紹給大家。

1. 電波拉提

電波拉提是利用治療頭將高能量的高頻電波傳導至皮膚真皮層，刺激膠原蛋白收縮，造成立即可見的皮膚緊實效果，進而刺激皮膚膠原新生，達到長效性的緊膚、提拉及抗皺效果。

電波拉提是 2008 年引進的無創緊膚除皺設備，是非脫落性治療（非侵入性的技術）。其原理是，在治療時，在每個點上，探針可發出每秒震動高達六百萬次的電波和高能量射頻，形成聚焦面，選擇作用於皮下 2 － 3 公釐的真皮組織。高熱能量能使真皮層的膠原變熱，刺激並增加皮膚自身的膠原蛋白，憑藉這股熱量使膠原蛋白產生收縮，啟用皮膚中的膠原與纖維組織，使膠原蛋白重生，從而達到緊膚效果。新一代的電波拉提或類似射頻技術還有溶脂反應，當高熱量的射頻作用於皮膚組織時，軟化、分解皮下堆積的脂肪組織，達到去脂緊膚效果。

2. 海扶刀

繼電波拉提後，2014 年左右，又一種新型的無創緊膚拉皮技術進入美容醫學行業，這就是海扶刀。海扶刀即高強度聚焦超音波（HIFU），又稱極限音波拉提或超音波刀。海扶刀並不是刀，而是將更高的能量和熱量聚焦於體內位於真皮層以下的深層組織，從而使體內的淺表肌腱膜層拉緊並提升，從而達到收緊拉皮效果的一種新興技術。

海扶刀的抗衰治療原理如上面所說，是利用聚焦式超音波技術，以非侵入式方法直達真皮下的淺表肌肉筋膜層，刺激皮下細胞透過細胞膜的變化重新排列，改善血液循環，誘導深層膠原蛋白再生，使得缺乏養分和水分的皮膚得到滋潤，改善皮膚鬆弛下垂問題，撫平臉部凹陷。

相信很多人看到海扶刀的原理後一定有個問題，電波拉提和海扶刀有什麼區別？海扶刀和電波拉提的區別在治療能量、深度、溫度、頻率、效果等方面。

- 在治療能量上：海扶刀是利用 4.5 公釐的探針直接作用到真皮層下的肌肉腱膜層，能量聚焦於一個點一個點上，膠原蛋白收縮重組。在這個過程中沒有能量衰減。而電波拉提作用皮膚時，能量透過表皮匯入真皮層，因為它是大面積加熱，而不像海扶刀那樣聚焦，所以傳導過程中能量是持續衰減的。
- 在治療深度上：電波拉提是作用於皮膚下 3.0 公釐以內的真皮層，而海扶刀可以分別作用到 1.5 公釐、3.0 公釐、4.5 公釐，直達皮膚深處的筋膜層（SMAS），治療深度遠非電波拉提可比。值得指出的是，非手術拉皮治療時，只有 Ulthera 極線音波拉提可以治療到這一層。
- 在治療溫度上：電波拉提作用於皮膚時熱溫度可達 40-50℃，而海扶刀溫度則可達 60-70℃。
- 在治療頻率上：電波拉提每年需要治療兩次左右，海扶刀一次即可。當然這需要看具體皮膚狀況。

- 在治療效果上：電波拉提的光熱作用刺激皮膚產生新生膠原蛋白，達到緊膚效果。而海扶刀的高溫促使膠原蛋白變性，不但緊膚甚至可以達到提拉效果。
- 在安全性上：電波拉提和海扶刀治療過程都會伴隨高溫，所以一定要專業醫生的手術才能保證安全。
- 在治療範圍上：電波拉提和海扶刀沒有明顯區別，只要是肌膚有不同程度的鬆弛，兩者都可以應用。

綜上，海扶刀的作用層次更深、熱量更大、能量更持續更適合深度提拉，電波拉提則緊膚效果明顯，兩者結合，緊緻臉部、抵抗衰老效果更佳。

3. 臉部埋線拉提

臉部埋線拉提就是利用可吸收的美容線或蛋白線埋入臉部，達到提拉下垂皮膚組織，年輕臉部的功效。

與傳統除皺方法不同，臉部埋線拉提是比較新的臉部提拉方式，此方法不用像手術那樣切開皮膚，留下的痕跡較少。比如，現在流行的 PPDO 線，埋入皮膚皮下脂肪與肌肉之間的 SMAS 層後能同時刺激皮膚和提拉筋膜層，使已經僵硬或下垂的肌肉組織重新進行排列，提升改善臉部鬆弛與皺紋。

臉部埋線拉提的關鍵點在著力點的定位與編織。所以，在手術中根據解剖結構尋找到適合的著力點，才能準確定位，以實現皮膚的上提。而臉部密布的網狀排布，則可刺激膠原蛋白及彈力纖維增生，使皮膚逐漸充盈，最終形成自體支撐結構。這樣才能將鬆弛下垂的皮膚恢復。

臉部埋線拉提主要適用臉部有一定鬆弛的人群，如眼角、嘴角、臉頰的肌膚鬆垂，鼻唇溝、雙下巴明顯等情況。臉部埋線拉提與一般除皺方式相比具有提升效果快，手術時間短，恢復快等優點。但其術後維持時間較短，一般為 1 — 2 年。

而且這種提拉方式的提升效果在某種程度上講是有限的。如果埋線過多、力量過強就容易出現臉部過於僵硬等狀況。所以，目前國際上對於臉部埋線拉提實際上存在一些爭議。

電波拉提、海扶刀、埋線拉提三種方式都能除皺抗衰，各自的側重點有所不同，大家需要根據自己的情況來選擇。比如，電波拉提側重緊緻，主要作用在真皮層；海扶刀側重提升，提拉輪廓的效果非常明顯；埋線拉提側重提拉美膚，能對全臉進行提升緊緻。大家在選擇時，根據自己皮膚的具體狀況應當做出對應的選擇。

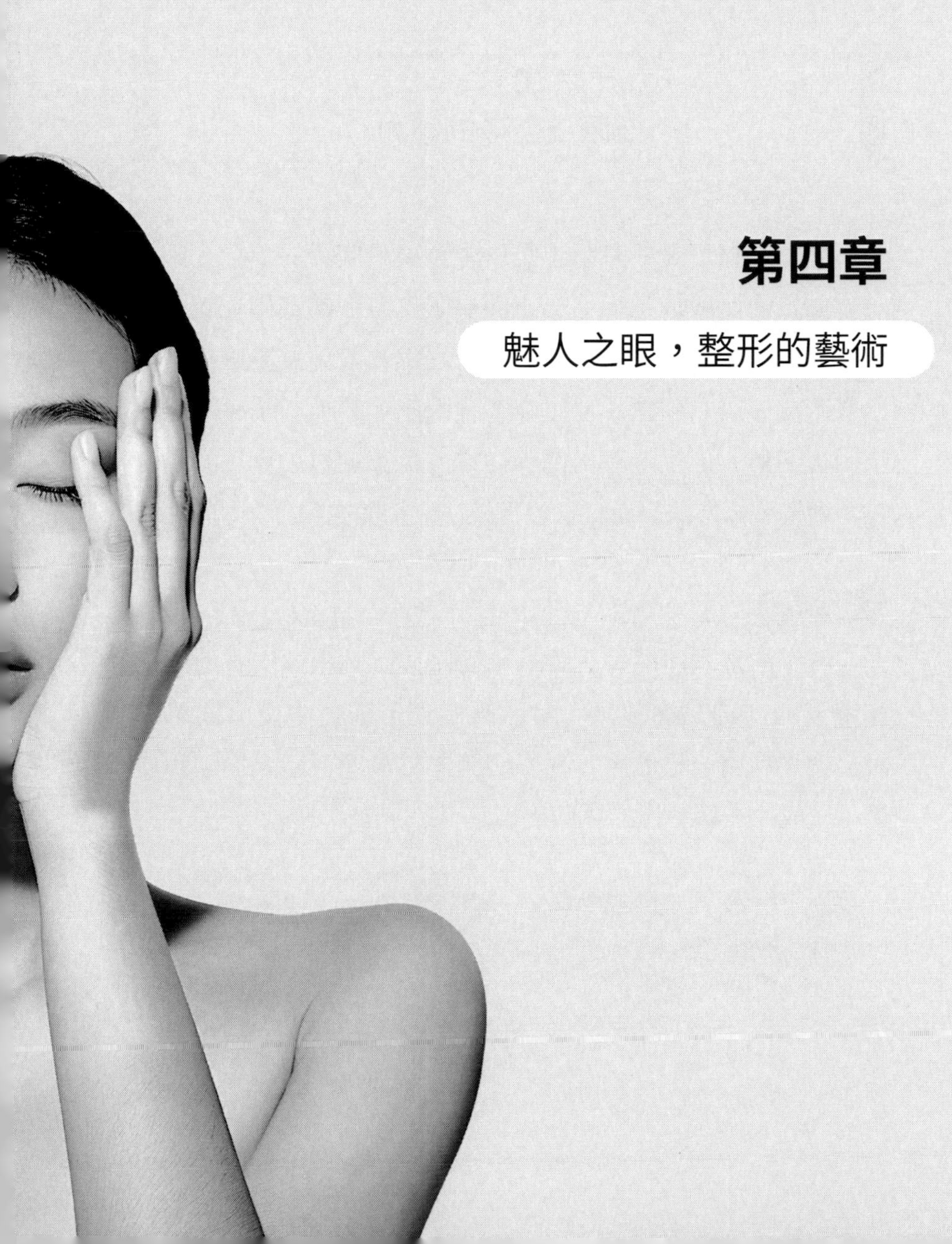

第四章

魅人之眼，整形的藝術

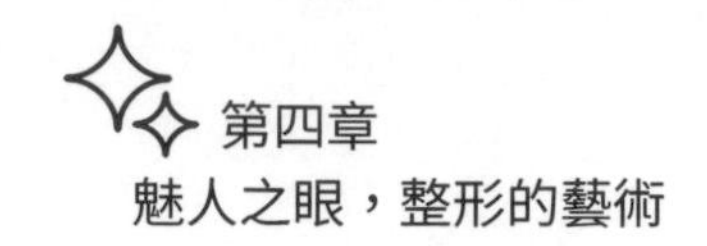

01
雙眼皮整形的魅力

雙眼皮整形是所有眼部整形中發展最廣泛的手術，因此一方面技術比較成熟，另一方面雙眼皮整形的宣傳較雜亂。如經常聽到的雙眼皮整形名稱就有埋線、訂書針雙眼皮、奈米雙眼皮、奈米翹睫、芭比娃娃雙眼皮等數十種新穎的雙眼皮手術名稱。但是，真正醫美從業人員都知道，真正的雙眼皮手術按手術方法只有三種：埋線法、切開法和部分切開法。

1. 埋線法

埋線法是利用縫線在瞼板上眼瞼提肌腱膜與皮膚組織之間縫成的一種黏連現象，當睜眼時便形成雙眼皮。簡單來說，就是利用一根縫線，在不切開皮膚情況下埋入上眼瞼皮膚，形成的一種自然的雙眼皮現象。

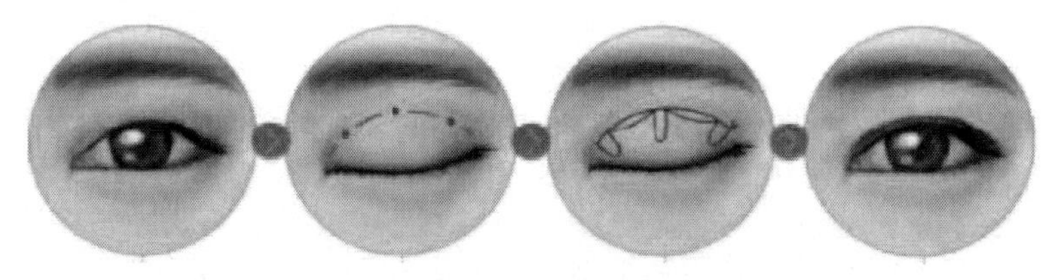

圖 4-1 埋線法

埋線法主要適合眼皮較薄、眼裂長，無皮膚鬆弛的情況的年輕人。埋線法有四個獨特的優點：

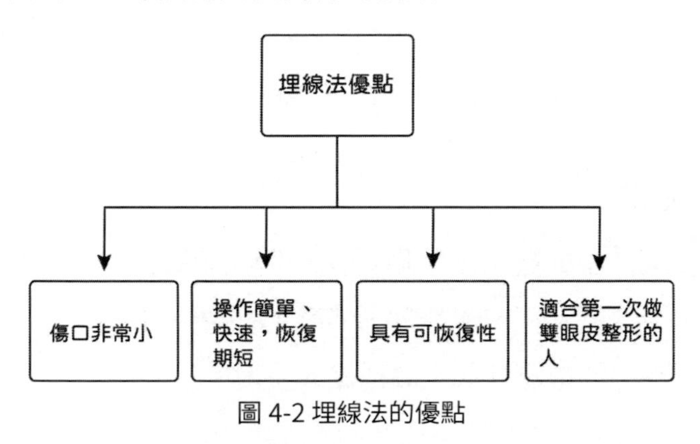

圖 4-2 埋線法的優點

首先，埋線法傷口非常小。埋線法手術的切口一般在 1 － 2 公釐，因此傷口很小。而且恢復後一般不化妝都看不出疤痕，因此非常自然。

第二，埋線法手術簡單、快速，恢復期短。埋線法手術一般半個小時左右就可以手術完畢。而且因為手術時對上眼瞼組織的損傷小，恢復時間很短。

一般術後 3 天到 1 週的時間術後的急性浮腫就會消退，不用耽誤工作時間來進行恢復。

第三，埋線法具有可恢復性。可恢復性可以說既是埋線法的優勢也是其缺點。一般埋線法維持時間有限，而且術後如果對埋線的形態不滿意，及時拆線，眼部可以恢復到原來的形態。

最後，埋線法比較適合第一次做雙眼皮整形的人。除了上眼瞼皮膚鬆弛或上眼瞼腫脹的人，其他人基本上都可以嘗試埋線法。埋線法是入門級別的手術，如果你第一次做，可以嘗試埋線法，等過數年數十年雙眼皮出現鬆弛，再做切開法。

2. 切開法

切開法指的是利用手術方法切開上眼瞼皮膚並去掉部分組織，分離眼輪匝肌暴露瞼板而形成的雙眼皮。切開法是所有雙眼皮手術中最有效、最穩定的手術。

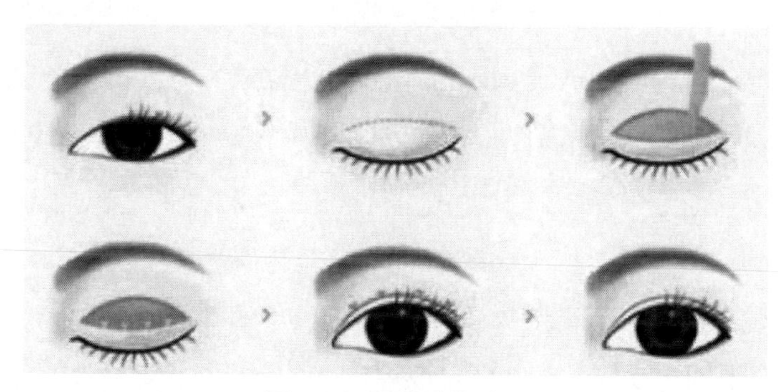

圖 4-3 切開法手術流程

所以切開法對手術醫生的要求也相當高。因為切開法不僅要求主治醫生有精湛的切開縫合技術，同時也需要有良好的審美、豐富的溝通經驗。

主要說來，切開法具有以下特點：

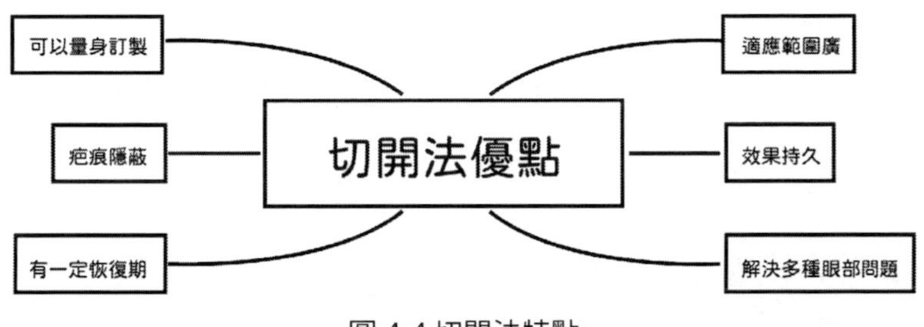

圖 4-4 切開法特點

1. 適應範圍廣。可以這麼說，切開法幾乎適用所有的眼形，不管是單純的單眼皮，還是泡泡眼，或者是有上眼瞼皮膚鬆弛的人，都可以採用此種手術來達到雙眼皮效果。
2. 效果永久。因為是手術切開的方式形成的雙眼皮，效果是三種雙眼皮手術中最長久的，一般切開法的效果是永久的。
3. 可以解決多種眼部問題。像第一點所說，切開法適用範圍非常廣泛，因此除了術後能形成好看的雙眼皮，還能解決多種眼部問題，如泡泡眼、上眼瞼皮膚鬆弛、大小眼、三角眼、八字眼、瞇瞇眼等問題。
4. 切開法可以量身打造雙眼皮。切開法因為是手術切開方式，所以對眼部改造較大，愛美者在就診時還根據眼部狀況進行設計，形成自然、個性、美觀的雙眼皮。
5. 手術疤痕隱蔽。切開法發展到現在，技術已經非常成熟，現在很多醫生採用微小切口、精細縫合的方式，因此大家在手術過程中痛苦較小，而且術後疤痕隱蔽。

6. 切開法有一定恢復期。切開法畢竟是手術，因此是有傷口的，一般傷口的恢復需 1-2 個月，要想恢復完全自然的外觀要在 6 個月之後。

3. 部分切開法

部分切開法又稱韓式三點法雙眼皮，此外還有很多延伸的手術，如小切口雙眼皮、小切口定位雙眼皮、韓式微創雙眼皮、韓式無痕雙眼皮等。

部分切開法不用全部切開眼皮，只需要開三個微小切口，然後在內部透過直接縫合的方式就能形成牢固穩定的雙眼皮，因此部分切開法也被稱為微創雙眼皮術。部分切開法是埋線法和切開法的折衷，因此它既具有埋線法的恢復快、傷口小、恢復好的優點，又具有切開法很好的穩定性的優勢，因此非常受愛美者的歡迎。

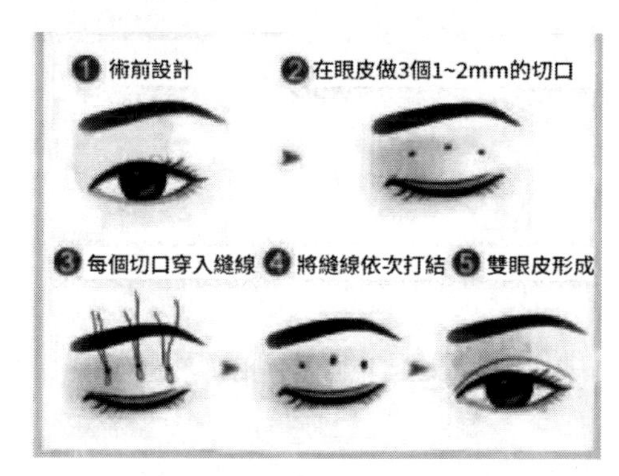

圖 4-5 部分切開法手術流程

主要說來，部分切開法有以下幾個特點：

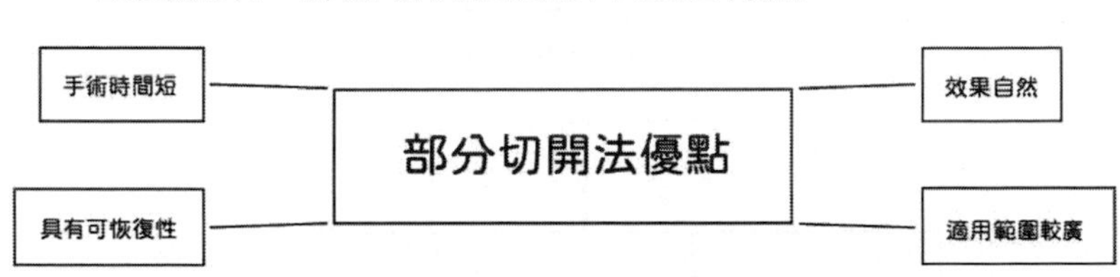

圖 4-6 部分切開法特點

1. 手術時間短，術後恢復快。部分切開法和埋線法一樣，手術時常只有半個小時左右，非常方便。而且不需要切開全部皮膚，手術過程非常輕鬆，術後恢復時間也較快。
2. 部分切開法也具有可恢復性。和埋線法類似，如果對雙眼皮手術後效果不滿意，只要拆除縫線就可以恢復到原來的形態。
3. 效果自然。部分切開法的切口一般為 1-2 公釐，非常細小，因此術後一般看不到疤痕。而且部分切開法後可以讓眼瞼充分暴露，形成睫毛自然上翹的自然效果。
4. 部分切開法適用範圍較廣，如眼瞼皮膚薄、瞼裂長、大小眼、三角眼、瞇瞇眼的人都可以使用這種方法，但部分切開法不適合眼皮較厚、眼皮內脂肪較多者。

說了這麼多雙眼皮的手術，那什麼樣的雙眼皮手術才算成功的呢？

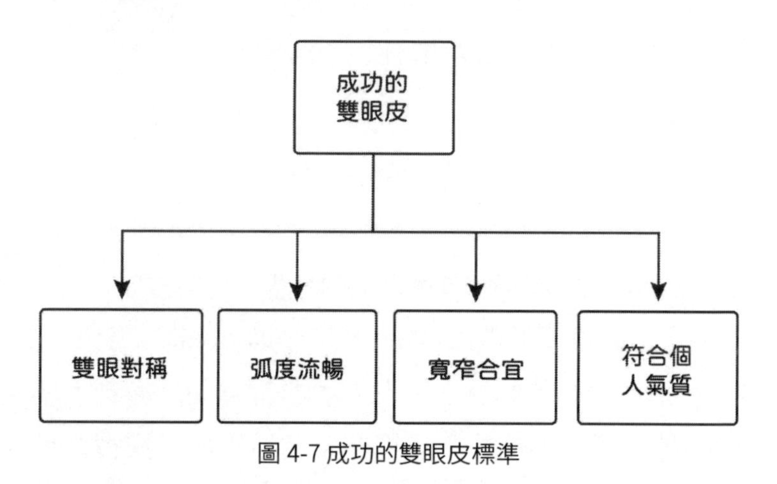

圖 4-7 成功的雙眼皮標準

簡單說符合雙眼對稱、弧度流暢、寬窄合宜、符合個人氣質的都是成功的雙眼皮。而雙眼皮手術成功的關鍵是手術前設計和溝通。不少專業醫生都一致認為雙眼皮手術是整形外科滿意度最低的手術，因為很多人手術後的效果不符合預期效果，所以很多人做完雙眼皮都不是很滿意，問題就出在手術前的設計和溝通上。

雙眼皮手術前的設計是需要專業醫生根據眼部皮膚狀況、眼睛間距、整個臉部情況結合愛美者職業、年齡、預期心理與醫生個人審美等因素綜合設計出來的方案。所以設計的過程需要醫生與愛美者進行充分的溝通，事先商量好手術，模擬雙眼皮寬度與形態，進行充分的風險告知等，這樣才能做好成功的雙眼皮手術。所以還是那句老話，選擇合格醫療機構的專業醫生特別重要。

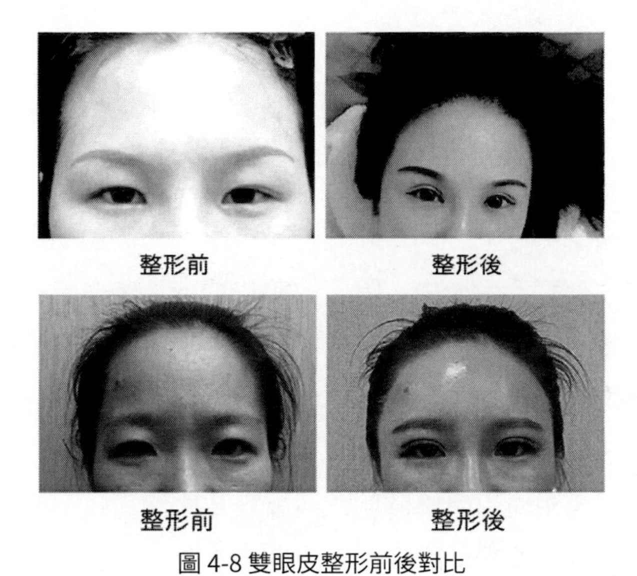

圖 4-8 雙眼皮整形前後對比

02
宛如奇蹟的眼部放大技巧

在眼部整形手術中，除了雙眼皮成形術，一定會提到開眼角手術。而且，現在越來越多的人在進行雙眼皮手術的同時都會進行開眼角術。雙眼皮和開眼角兩個手術已經成為眼部整形手術的必做手術。

開眼角手術學名應該叫眼角眥贅皮去除術，一般適用於眼裂小的人，術後受術者眼睛會明顯增大，因此是眼睛變大的必選整形外科方法。開眼角手術分為開眼頭和眼尾，也就是內眥整形手術和外眥整形手術。

開眼角適合瞼裂較短、有眼角贅皮、兩眼距離寬、希望眼角增大的人。下面具體說說這兩種不同的眼部增大術。

1. 開眼頭手術

開眼頭主要生針對有內眥贅皮的眼睛，開眼頭術可將贅生的上眼皮組織，經由精細的手術進行切除切縫合，術後顯得眼睛變大。目前流行的開眼頭的手術種類很多，有些複雜，有些則相對簡單，主要是針對的症狀不同。如橫切法、Z 成形術、Y － V 成形術、半 Z 法內眥開大、L 形贅皮切除法等等。

如常與雙眼皮手術聯合運用的半 Z 法內眥開大術適應於各種內眥贅皮患者，其手術方法是手術前設計好雙眼皮切口後，再在內眥部標記半 Z 成形術切口線。在手術時，切開內眥後形成整體皮瓣，將兩皮瓣交換位置後，縫合各皮膚傷口斷緣，形成明顯的變大眼角。

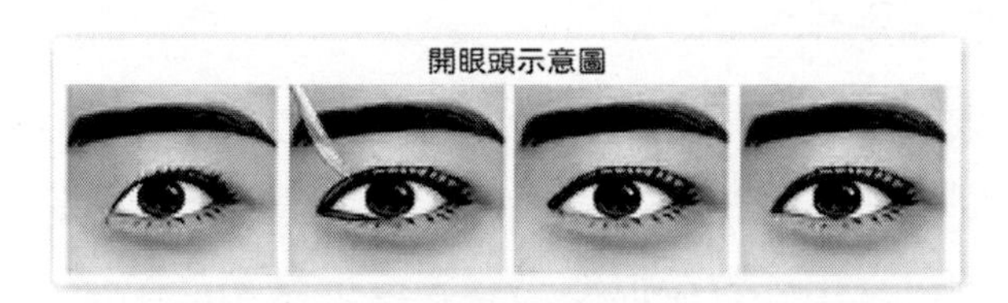

圖 4-9 開眼頭手術

另外一種常用的「Y － V」法主要適用於輕型內眥贅皮愛美者。「Y － V」法手術主要是在內眥部做橫「Y」形切口，再將贅皮向鼻側牽引縫合，縫合後傷口呈橫「V」形，以此達到增大眼睛的效果。

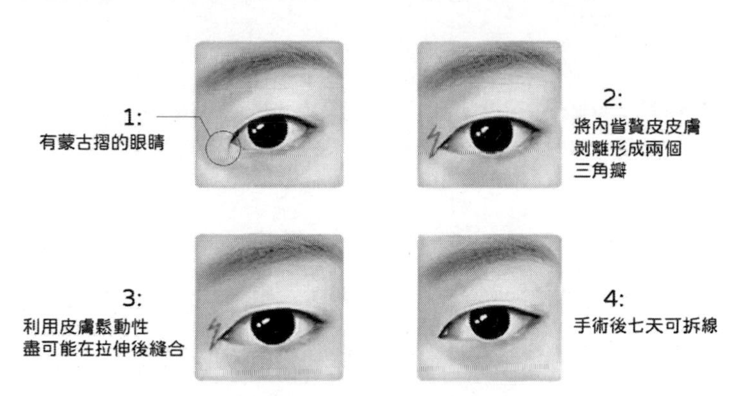

圖 4-10 Z 成型術

這裡必須強調的是，專業醫生在開眼頭手術時一般都遵守層次清晰、盡量不要去除皮膚組織的原則。換句話說，開眼角術並不是開得越大越好，也不是把多餘眼部贅皮全部去掉就最好。

2. 開眼尾手術

有人說，開眼尾手術有很多局限，增大眼睛的作用也有限。眼尾如果經過專業手術，是可以達到理想的效果的。

開眼尾又稱外眥成形術，經過專業醫生的手術者可以使受術者的眼睛水平長度得以延長，解決眼裂狹小的問題。

開眼尾手術過程

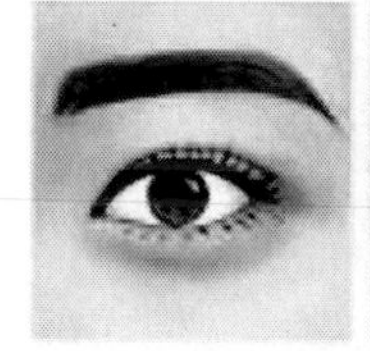
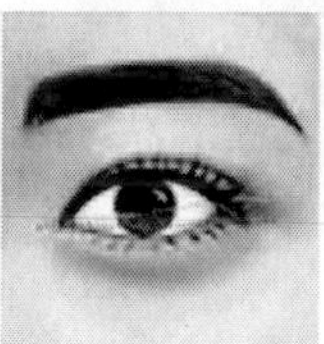
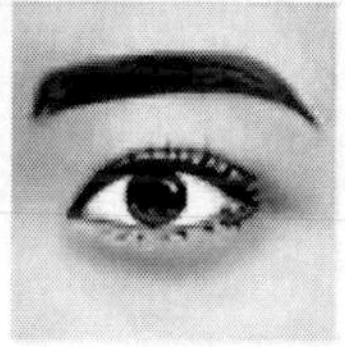
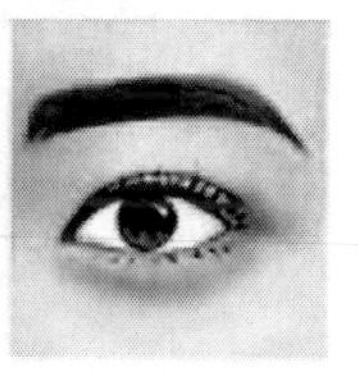

❶ 設計手術效果形狀
❷ 切開皮膚組織，外眼角固定在骨膜上
❸ 切除因最小切割而留下的多餘皮膚
❹ 縫合內側切口，切口隱蔽

圖 4-11 開眼尾術

開眼尾術手術時，也是先設計好最適合自己的眼角形狀和切口，再按照設計好的切口切開眼尾部皮膚，組織剝離之後，再將眼尾牢牢固定在骨膜上，然後切除因最小切割而留下的多餘皮膚，在眼睛內側進行縫合，達到增大眼睛的效果。

開眼尾手術如果手術太過保守，恢復後就會有一定的回縮，這屬於正常情況。所以有人說開眼尾後沒效果，實際上經驗豐富的醫生在手術前會考慮到這一點，然後在設計時開的眼角程度會比設計的大一點，等恢復期後，開的眼尾才能達到較為理想的效果。

不管是開眼頭還是眼尾，都會面臨兩個問題，就是疤痕和恢復期問題。

開眼角屬於整形手術，自然會留下傷口，也面臨著一定的恢復期。

一般的開眼角手術後大約一週左右消腫，完全恢復要 3 個月以上。而且是有留疤的可能的。其實開眼角經過精細手術留下的疤痕很小，如果術後經過精心護理，是可以達到最大化除疤效果的。但由於疤痕在眼部，很多人接受度不高，而且醫生技術參差不齊，所以會有人認為這種手術疤痕很大，其實是一種誤解。

隨著整形行業迅速發展，很多新技術也不斷完善和推出。比如，使眼睛變大除了傳統的開眼角手術，近年來又出現了一種新型眼睛增大的手術：眼瞼下置手術。眼瞼下置就是利用手術方法使眼球暴露更多，眼睛顯得更大的一種手術。眼瞼下置手術一般是從結膜入路，切除下瞼的瞼板下緣，然後縫合。這樣下瞼就向下退縮，可使眼睛變大，改善眼形。如果配合開眼角和雙眼皮手術，眼睛就會比原來大很多。

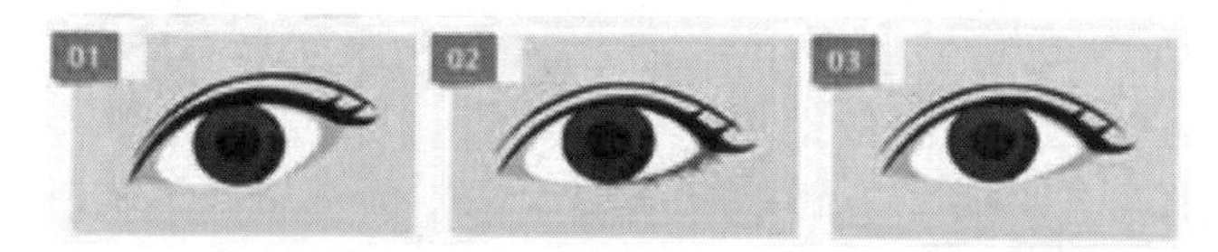

圖 4-12 眼瞼下置手術

眼瞼下置手術對於眼睛改善主要在於對「吊眼」的改善和對下眼瞼偏高者的改善，來擴大眼睛寬度。如果你對這種手術感興趣，鑑於此技術的發展，你一定要去合格的醫療機構去做諮商。

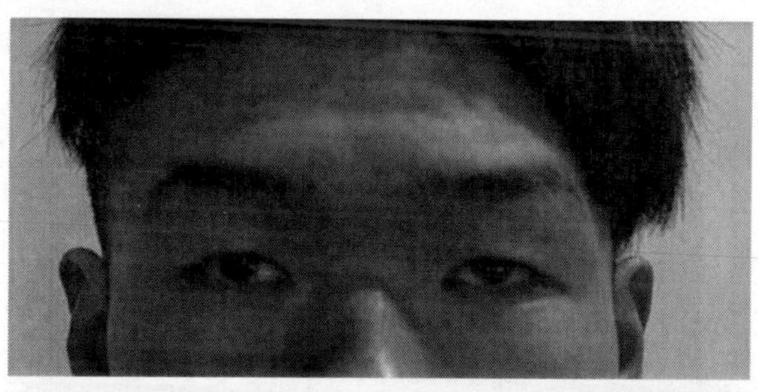

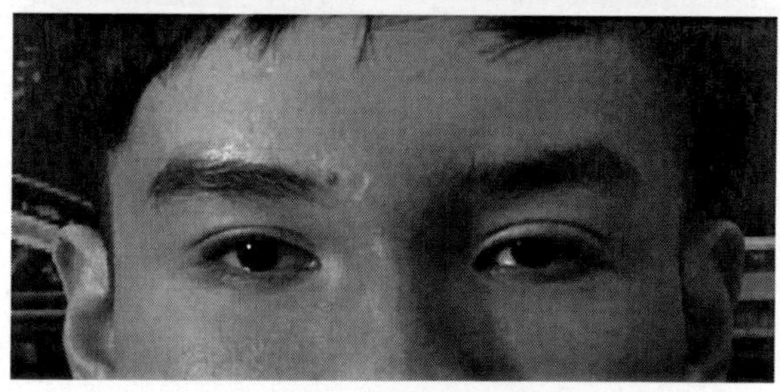

圖 4-13 眼部整形前後對比

03
眼袋的整形

很多人往往把眼睛比喻成為心靈的窗戶。其實，一雙動人的眼眸，更像是行走的美麗名片。而眼袋的出現，讓這張美麗名片大打折扣，在社交生活中不斷碰壁。有些年輕的女生，長了眼袋，形象看起來蒼老了很多，會讓人誤認為「阿姨」的情況也不少見。所以，去眼袋對於注重形象的我們，勢在必行。

眼袋是什麼？通俗說就是下眼瞼的浮腫。有些人的眼袋是天生的，有的是後天。不管是哪種眼袋，用美容醫學的方法可以較為徹底地解除眼袋問題的困擾。

一般來講，成年女性如果在 25 － 30 歲有了眼袋，這極大可能就是脂肪堆積的結果。而正一般人 40 歲以後長出眼袋，這是身體預示你：「我要開始變老啦。」

不同的眼袋、不同的情況，自然需要不同的解決方案。我們就以剛才說的「年輕的眼袋」和「衰老的眼袋」為兩種大致的類型來詳細說說不同眼袋的整形方法。

1. 「年輕的眼袋」

「年輕的眼袋」，即 25 － 30 歲的眼袋，這一般是脂肪堆積的結果。因此，這種眼袋重點需要考慮的是怎麼解決下眼瞼脂肪堆積。

市面上現在宣傳的非手術方法如有雷射、超音波、射頻、水刀等，其實大多數是針對這種「年輕的眼袋」的。但本著專業的態度，建議你選擇手術方法。因為對於已經形成的眼袋，手術切除是消除眼袋的根本方法。聽到手術不要怕，在這裡說的針對「年輕的眼袋」的手術方法是非常微創的一種手術，專業的整形醫生稱之為「內切眼袋去除術」。其效果如圖 4-14 所示。

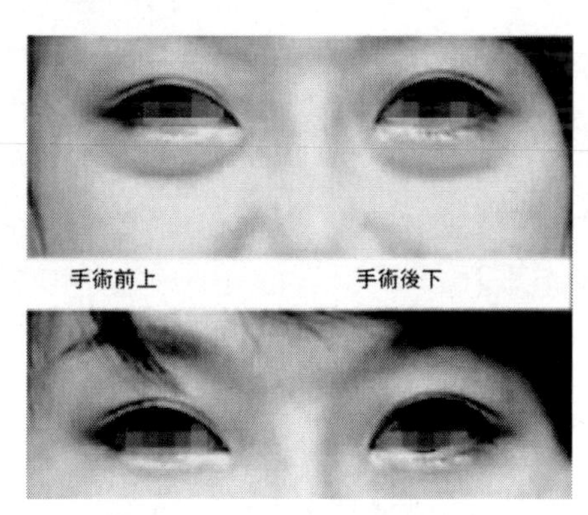

圖 4-14 內切眼袋去除術效果

內切眼袋去除術是從眼瞼結膜做 8 － 12 公釐長切口，然後對眼袋脂肪做部分切除處理，達到消除眼袋目的。內切眼袋去除術因為手術切口隱藏在眼瞼內，所以從外看是看不到手術痕跡的，這是真正的無痕去眼袋方法。具體過程如圖 4-15 所示。

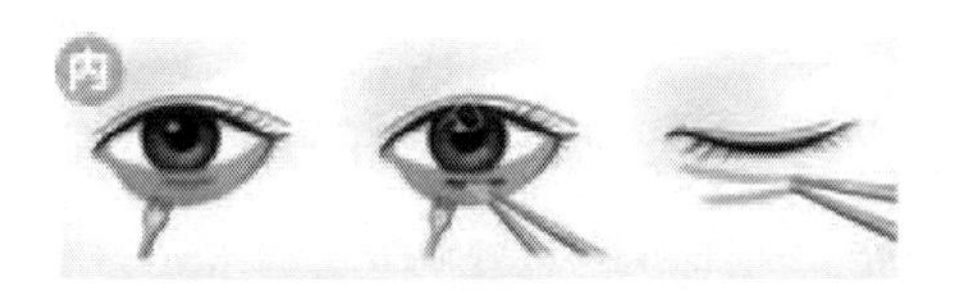

圖 4-15 內切眼袋去除術過程

除了無痕，內切眼袋去除術還有諸多優點，如手術風險小、恢復快、效果維持時間長等諸多優勢。

但在此必須坦誠地說，內切眼袋去除術雖然傷口小、外表無痕，但畢竟屬於整形美容手術，因此在切開的眼瞼深面依然會有傷口，也會留下細小疤痕，不過不用擔心，這是切開組織正常癒合必經過程。任何一個手術都是這樣。而且，由於大多數針對的是「年輕的眼袋」，組織的癒合程度會更順利。即使出現下眼瞼部位緊繃的感覺或者有時候會出現短暫刺痛等不適，這都是正常現象，隨著恢復期，這些不適會逐漸消失，手感也不會有異常。

2.「衰老的眼袋」

那「衰老的眼袋」怎麼處理呢？

「衰老的眼袋」處理起來比「年輕的眼袋」要複雜得多。因為隨著年齡的增長，「衰老的眼袋」會伴隨著如淚溝、皺紋、皮膚鬆弛等問題。所以臨床上治療時，專業醫生會把「衰老的眼袋」也細分為淚溝型、皺紋型和鬆垂型，然後在去眼袋時運用不同的方式。

淚溝型「衰老的眼袋」

凸出的表現就是眼袋明顯，眶隔脂肪脫垂，多數皮膚鬆弛並伴有淚溝，如圖 4-16 所示。淚溝是指由內眼角開始出現在下眼瞼處靠近鼻側的一條凹溝，由於淚溝的凹陷與周圍皮膚的對比，使下瞼組織看起來凸出，很容易被誤認為眼袋。但淚溝和眼袋是兩碼事。

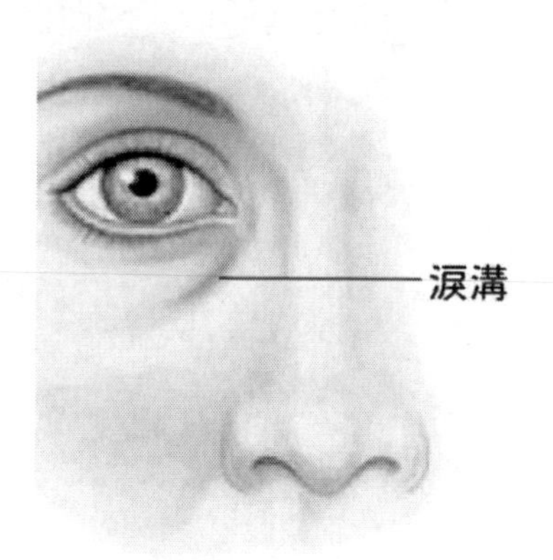

圖 4-16 淚溝型「衰老的眼袋」

解決淚溝型「衰老的眼袋」的核心是去除眼袋的同時解決淚溝問題。所以，具體手術時，專業醫生會根據個性化差異，精準設計、計算選擇眼袋中脂肪釋放或轉移的數量，再去除多餘皮膚，進而達到「修復已鬆弛的眼瞼各層組織、平整瞼頰溝（淚溝）」一舉兩得的效果。這樣，術後不僅不會出現由於脂肪取出過多造成的凹陷現象，就是對那些已經出現的淚溝凹陷的患者，也可以進行良好的修復。

這種方式的最大優點是在去除眼袋的同時，填充淚溝並且解決了凹陷陰影導致的黑眼圈，恢復了你眼部年輕神采。但是，這種手術只適合單純眼袋肌肥厚並伴有淚溝凹陷的人，並不適合皮膚和眼瞼肌肉鬆弛的人。

皺紋型「衰老的眼袋」

凸出的表現就是眼袋常常伴隨著由於眼瞼皮膚鬆弛而形成皺紋。這種眼袋的修複方式往往是沿下眼瞼緣眉毛下做一個小切口，取出眼袋脂肪，視具體的情況進行脂肪釋放或轉移，達到修複眼袋、去除皺紋雙重效果，如圖 4-17 所示。這種方式適合年齡較大，皮膚有些鬆弛，眼袋嚴重凸出的人，術後效果明顯，一般經過正常的恢復，手術痕跡不明顯。

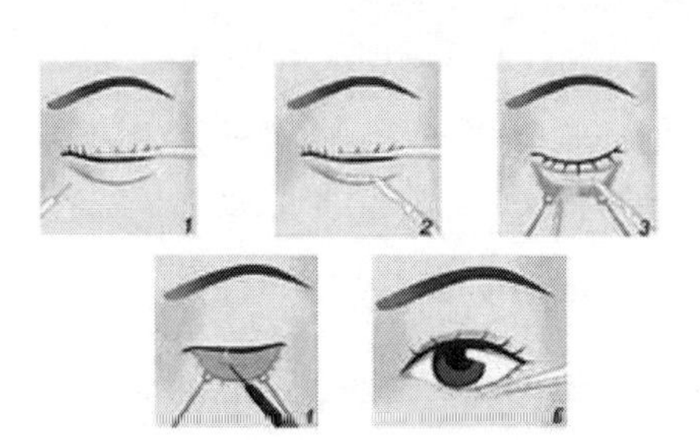

圖 4-17 皺紋型「衰老的眼袋」去除

鬆垂型「衰老的眼袋」

和皺紋型「衰老的眼袋」非常的相近，都是眼袋伴隨著眼瞼肌肉的鬆弛現象，區別是鬆垂型鬆弛的更為嚴重，甚至有些下垂。有鬆垂型「衰老的眼袋」的人一般年齡較大，眼輪匝肌鬆弛更嚴重、眼袋嚴重凸出下垂。所以，專業醫生在手術時一般會在愛美者的瞼緣下方皮膚做切口，去除過多的眼袋脂肪、收緊眶隔，在進行詳細的修整鬆弛的眼輪匝肌，切除過多的皮膚。

這裡必須強調，眼袋手術不是看起來那麼簡單，只有透過臨床經驗豐富，合格醫院的專業醫生對不同情況的正確判斷才能獲得最佳美容效果，同時也能最大程度避免手術的併發症發生。

除此之外，在眼袋手術的選擇上相信大家有以下的顧忌或希望：

1. 現在工作和生活節奏很快，大家都很忙碌，希望手術能盡快恢復，最好不影響正常工作。
2. 一定要保護好個人隱私，不讓別人知道自己去做過「整形」手術。在對醫院的要求上是手術後非常不希望別人看到自己手術治療的痕跡。
3. 當然，手術一定要安全，防止併發症，降低風險。
4. 想一勞永逸的解決眼袋問題。

在此，需要指出來的是大家在手術前一定要「知彼知己」才能去眼袋有方。你能夠下決心做手術，肯定是了解了又了解，所以心中要有一個合理的期盼而不是盲目妄想。

首先，眼袋手術並不是一個特別大但非常精細的手術，手術前一定要和醫生進行詳細的溝通，告訴醫生你想透過治療達到什麼樣的效果。醫生再根據受術者的年齡、皮膚鬆弛程度、皺紋多少、脂肪量等因素，來確定手術。

其次，大家要明白眼袋手術並不能達到「一次手術，終身保固」的效果。眼袋手術只是維持一段時間，隨著人的衰老和成長，5 － 10 年後眼袋還會出現，就像隨著衰老皮膚皺紋一定會增多是一個道理。所以，市面上承諾「一次手術，終身保固」效果的機構，大家一定要謹慎！

再次，想最大程度將整形手術做到「無痕跡」是多種因素共同決定的。如手術因素、愛美者自身因素、術後的護理等因素。但最主要的取決於專家的技術。「選擇合格醫院經驗豐富的專業醫生會最大程度保證你的整形效果」這句話放在任何整形手術上都適用。

最後，不得不說術後護理也很重要。眼袋手術後建議你至少休息 3 天。一般來說，進行內切眼袋去除術的人，需要恢復 3 天左右；而進內切以外手術的就至少要休息一個星期了。這裡附上眼袋手術後的注意事項，大家可以參照：

1. 術後一週內盡量避免眼部沾水。
2. 要確保手術部位的清潔，以防感染。如傷口有結痂或分泌物，可用生理食鹽水進行擦拭。
3. 手術後可對區域性傷口加壓包紮或用冰袋冷敷。冰袋醫院一般會提供，也可自製或購買。
4. 術後應該有安靜舒適的環境休養，避免劇烈運動。
5. 恢復期盡量避免進食刺激性食物，如辣椒等。
6. 必須嚴格遵守主治醫生的囑咐服藥，及時複診。

04
精緻眼瞼的其他整形

眼瞼整形除了雙眼皮、開眼角、去眼袋外，比較常見的還有黑眼圈治療、臥蠶成形術、淚溝填充、上眼瞼鬆弛矯正、上眼瞼下垂矯正等。在此我們將前四種整形手術也一併做簡單介紹。

1. 黑眼圈治療

有人很容易將黑眼圈和眼袋混淆，其實這兩者是有關聯的，但它們的區別也是非常明顯。黑眼圈，是眼圈周邊黑色素沉澱，很多人認為熬夜、疲勞是黑眼圈出現的罪魁禍首，但從醫學症狀來講，黑眼圈出現的原因主要有下瞼皮膚的色素沉澱、皮下增粗的靜脈血管或靜脈瘀血、眼袋的陰影（這就是眼袋和黑眼圈的關聯）、下眼瞼細紋等。

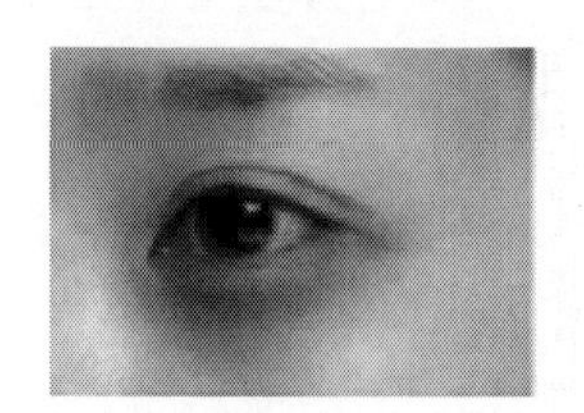
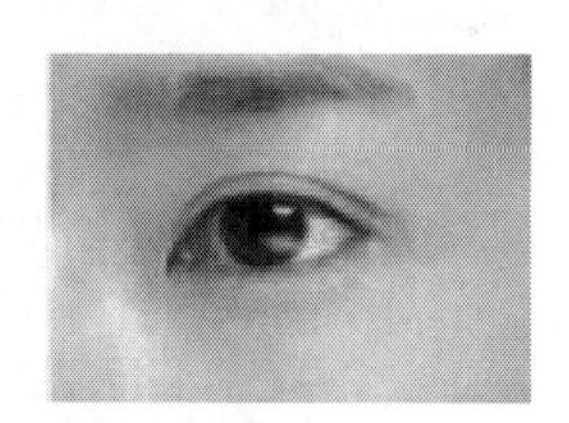

圖 4-18 黑眼圈治療

對於黑眼圈的治療，現在的方法是外用藥物、化學脫落、雷射改善、自體脂肪移植、手術治療等。如對於皮膚色素沉澱或色斑造成的黑眼圈，可使用藥物或雷射進行色素沉澱或色斑的改善，如 Q-SWITCH 釹雅克雷射可以去除真皮內的黑色素沉澱。

如果是靜脈瘀血現象，則需要使用按摩等物理上的治療手段促進血液循環。對於眼袋造成的黑眼圈，只要去除眼袋就可以達到明顯的效果。而細小的皺紋或者下眼瞼凹陷導致的下眼瞼部位灰暗，就要透過射頻緊膚、注射填充或等方法來進行治療。

總體來看，目前醫學手段對黑眼圈沒有特效的藥物，雷射治療黑眼圈的效果也有限，注射自體脂肪則更需謹慎，只有眼袋問題形成的黑眼圈，透過眼袋手術達到去黑眼圈的效果最為明顯。所以，對於黑眼圈問題，在選擇治療方法前，必須首先確定其成因，然後治療，方能達到理想效果。

2. 臥蠶成形術

除了蘋果肌、臥蠶、小酒窩也漸漸成為美女的「標準配備」。如果你仔細觀察，就會發現絕大多數的娛樂圈美女，都有臥蠶！其實臥蠶學名為下瞼輪匝肌肥厚，是緊鄰睫毛下緣一條 4 — 7 公釐的帶狀隆起物，因外觀形似蠶寶寶而得名臥蠶。

很多人非常容易將臥蠶和眼袋混淆，確實這兩者都是眼瞼下方的常見症狀，但兩者有著本質的區別。首先，臥蠶是為臉部加分而眼袋是扣分，臥蠶是橫臥在緊鄰睫毛下緣隆起物，是美的象徵，而眼袋是下瞼皮膚內脂肪堆積的表現，是衰老的象徵。臥蠶緊鄰下瞼睫毛下方，而眼袋一般在臥蠶下方或距睫毛根部下方 3 － 5 公釐，兩者所處的位置是不一樣的。

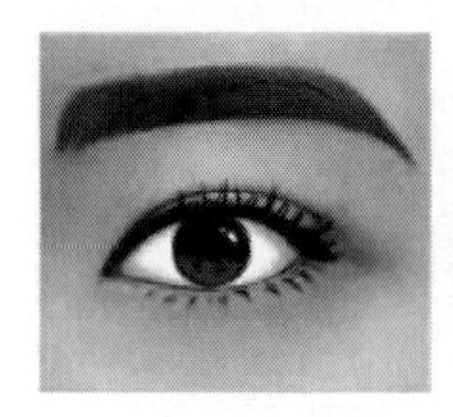
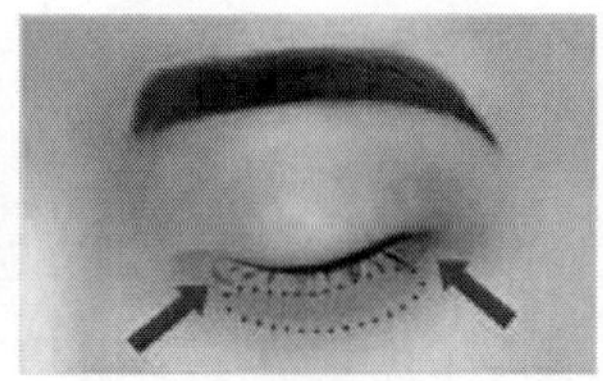
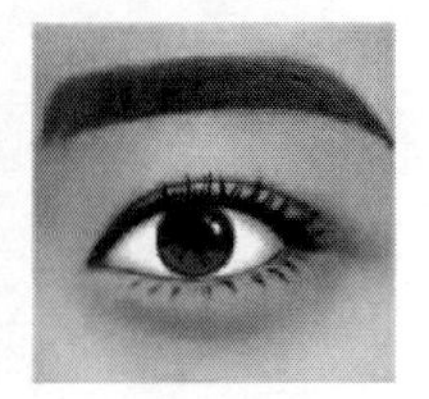

圖 4-19 臥蠶成形術

對於臥蠶，美容醫學主要有手術成形術和注射成形術，鑑於手術方法和注射方式比起來傷口大、難度大而且不一定能保證效果，所以現在主要是注射填充的方法來形成臥蠶。現在注射的材料主要有玻尿酸和自體脂肪。

注射自體脂肪豐臥蠶主要是將受術者身體的脂肪吸出，經過純化處理成純淨脂肪顆粒後，注射植入到臥蠶處，即達到形成臥蠶目的。由於是自身的脂肪用在自身，所以是非常安全的，而且可以達到減肥美容一舉兩得的功效。

注射玻尿酸豐臥蠶就是直接將玻尿酸注射到臥蠶處，達到豐盈臥蠶目的。和注射自體脂肪豐臥蠶相比，注射玻尿酸豐臥蠶則簡單很多，原材料安全性也是可以保證的，因此廣受歡迎。

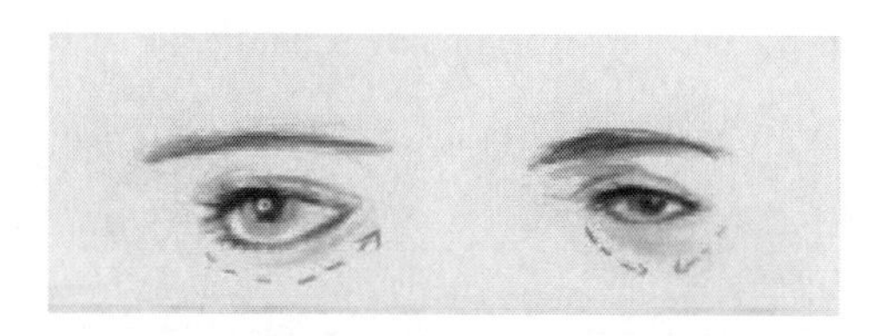

圖 4-20 臥蠶和眼袋的區別（左臥蠶，右眼袋）

3. 淚溝填充

除了臥蠶容易和眼袋混淆，淚溝也極容易與臥蠶、眼袋混淆。淚溝是位於眼袋下方由內眥向眶下緣走向的凹陷，由於很像眼淚流下時形成的溝槽，所以被稱為淚溝。淚溝一般都伴隨著眼袋問題，所以就像在去眼袋章節中所說的那樣，如果眼袋和淚溝問題同時存在，就可以在去眼袋手術的時候將多餘的脂肪挪到淚溝的地方，將凹陷填平，達到去眼袋的同時填平淚溝的雙重效果。

當然，有不少年輕的人只有淚溝問題，上方的下眼皮看起來顯得凸起，被別人誤認為是眼袋而建議去做眼袋手術，這是不對的。對於單純的淚溝問題，可以用自體脂肪、玻尿酸、膠原蛋白等製劑來填充，達到撫平淚溝的效果。

這裡要指出的是，無論是注射豐臥蠶還是填充淚溝，都對醫生的手術技法有很高的要求。因為眼部的臥蠶、淚溝不但屬於細小部位，而且較為敏感，注射時要特別注意注射的皮下組織層和劑量，這是其他人把握不來的。因此，在選擇注射眼部微小部位時，一定要選擇合格醫院的專業醫生。

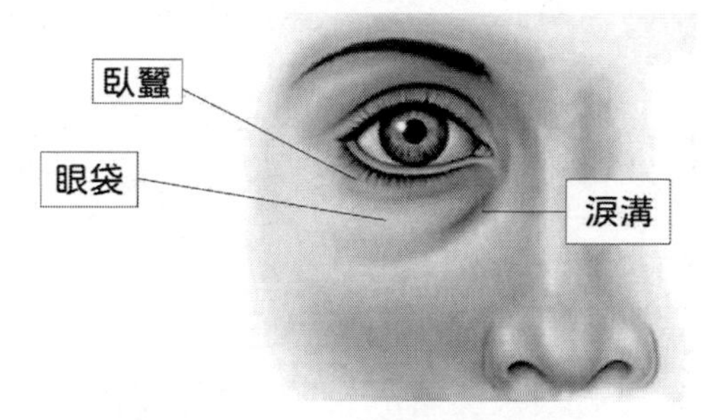

圖 4-21 臥蠶、淚溝和眼袋的區別

4. 上眼瞼鬆弛矯正

上眼瞼皮膚鬆弛和上眼瞼皮膚下垂一樣，都是眼瞼皮膚老化的表現，也是人體衰老的一個象徵。隨著人們年齡的增長，眼瞼皮膚開始老化，上眼瞼皮膚逐漸就出現了不同程度的鬆弛與下垂，輕則皮膚鬆弛、失去彈性、出現皺褶，重則遮蓋原來的雙眼皮變得臃腫。如任其發展就會發展為上眼瞼下垂，下垂的眼皮開始遮擋部分視線，影響視力讓人看起來老態龍鍾，所以上眼瞼皮膚鬆弛需要及早矯正。

上眼瞼鬆弛矯正都是透過手術方法來矯正，主要做法透過一定的切口去除上眼瞼多餘的皮膚組織，達到提升上眼瞼筋膜、眼角肌，恢復自然形態的目的。上眼瞼鬆弛矯正按照不同的切口，可以分為雙眼皮切口和眉部切口矯正，不但可以達到矯正上眼瞼鬆弛的目的，還可以達到修復雙眼皮或修正眉形的作用。

雙眼皮切口上眼瞼鬆弛矯正手術方法是在做雙眼皮的時候一併去掉多餘的鬆弛上眼瞼皮膚，進而達到成形雙眼皮、矯正鬆弛皮膚的作用。也因此，雙眼皮切口上眼瞼鬆弛矯正只能用切開法。

眉部切口上眼瞼鬆弛矯正指的是透過提眉、切眉手術來達到上提鬆弛的上眼瞼皮膚的目的。根據眉眼的具體狀況來選擇切口：如果你眉眼距離適當，可以採用眉下緣切口矯正上眼瞼皮膚鬆弛；如果你眉眼距離較近，建議做切眉術切口矯正上眼瞼皮膚鬆弛，具體情況因人而異。

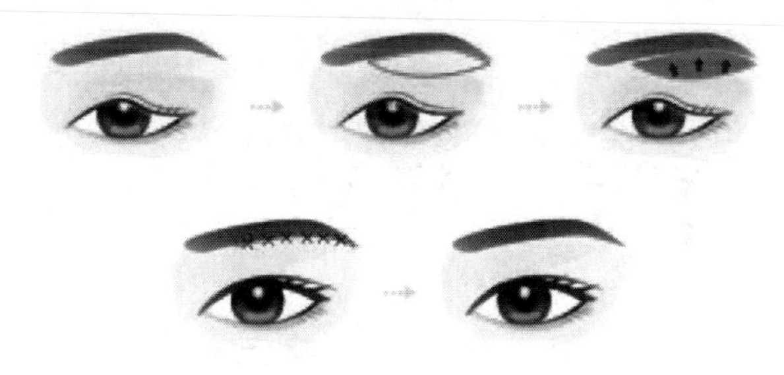

圖 4-22 上眼瞼鬆弛矯正

05
眉毛和眼睫毛的整形技巧

眉毛、眼睫毛是臉部最重要的器官之一，好看、協調的眉形和睫毛，會為每個人的形象加分不少。眉毛、眼睫毛的整形手術主要是針對眉形不佳、睫毛缺損等症狀進行的治療，一般根據治療方式可以分為手術方法和非手術方法。

1. 眉毛、眼睫毛的手術整形方法

眉毛的手術整形方法主要有眉毛再造、眉毛改形、提眉切眉和綜合眉整形手術四種。眉毛再造主要針對眉毛部分或全部缺失的人，主要手術方法是利用游離移植、皮瓣移植等技術進行的眉部再造，效果較為徹底，但難度較大。

眉毛改形主要適合於眉形不佳者，主要透過手術改善眉毛粗寬等問題。提眉術是切除部分皮膚和皮下組織，上提眉基的一種手術。

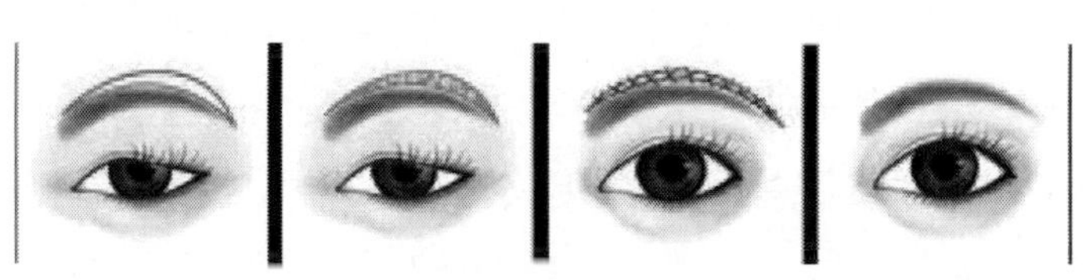

圖 4-23 提眉術

上文提到的上眼瞼鬆弛矯正眉部切口手術就可以達到提眉改善眉形的效果。

綜合眉整形手術是在矯正眉部狀態時，進行其他眼部改善的一種綜合手術，如改善泡泡眼、皮膚鬆弛、皺紋等。

睫毛的手術整形方法主要就是種植睫毛。種植睫毛術主要解決各種原因引起的睫毛缺損，使雙眼更具魅力。常用的方法是將自體毛髮移植到睫毛，一般自體毛髮取材於頭髮的毛囊，行單根毛髮移植。因移植的是頭髮毛囊，會隨頭髮生長，就需要定期修剪。

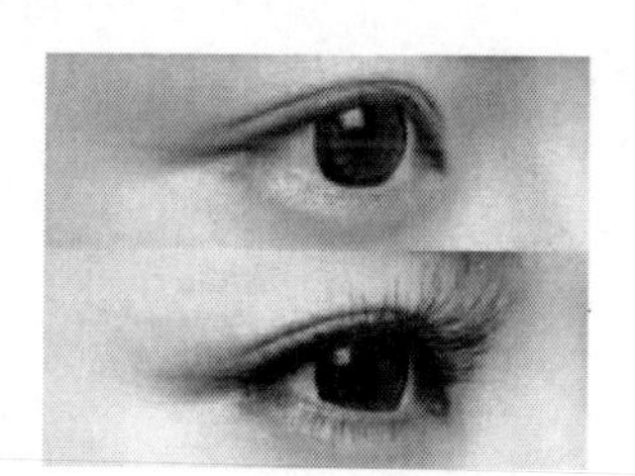

圖 4-24 種植睫毛

2. 眉毛、眼睫毛的非手術整形方法

眉毛、眼睫毛的非手術整形方法一般指的是紋繡。紋繡技術經過不斷發展，從早起傳統的永久紋眉刺眉技術，漸漸發展成為現在的半永久紋繡。

半永久紋繡又稱半永久化妝、韓式半永久等，在美國被稱為細微永久美妝、日本稱為美容化妝、韓國稱為紋身化妝。

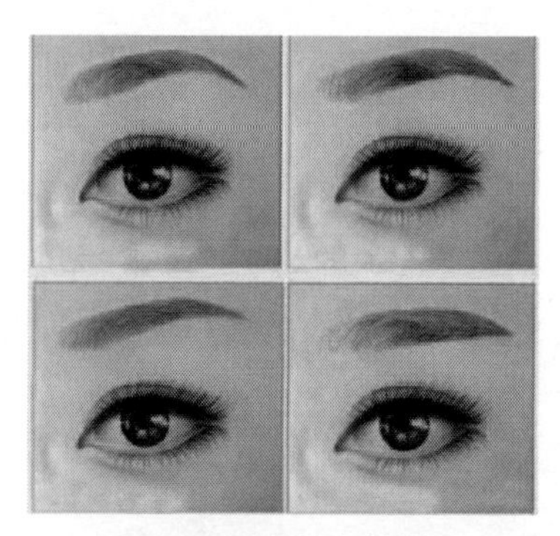

圖 4-25 半永久紋繡

半永久紋繡具有三大特點：

首先，有第二次選擇機會。不同於傳統的永久性紋繡施作在真皮層，半永久化妝使用天然色素作用在表皮層和顆粒層之間，會在過了 1 － 3 年以後自然消失，這就是半永久美妝的最大特點也是最大優點。這樣，在過了 1 － 3 年以後，可以根據個人想法或者流行的趨勢再次使用其他方式、顏色、圖形來改變。

第二，安全性較高。不同於傳統的永久性紋繡在真皮層，半永久化妝使用天然色素作用在表皮層和顆粒層之間，所以很少有過敏反應，也不會有色素變化，進入表皮的色素會隨著角質脫落和新陳代謝逐漸消失，因此是安全的。

第三，可以達到逼真的效果。合格的顏料和高超的技術，是可以讓半永久紋繡達到逼真效果。

半永久紋繡多在美容院就可完成，現在越來越多的整形醫院也發展了此項目。手術後你可以直接回家。當然在此也要提醒愛美者，應當選擇合格、大型醫療機構，避免感染和因手術不當而造成不佳效果。

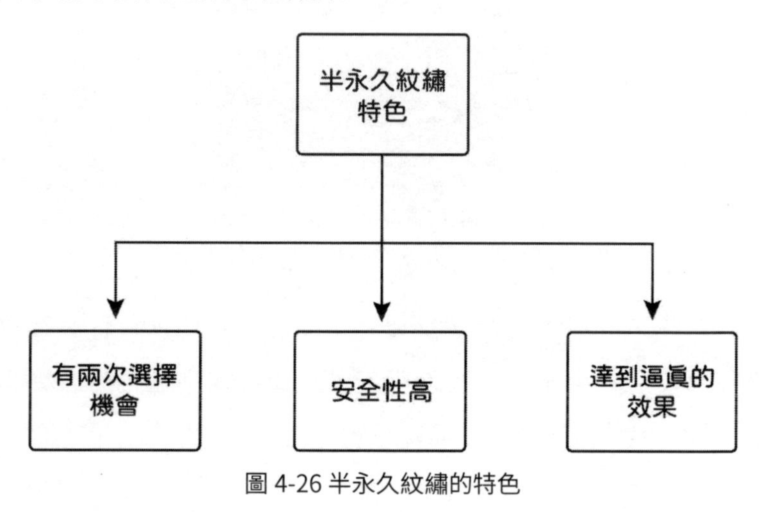

圖 4-26 半永久紋繡的特色

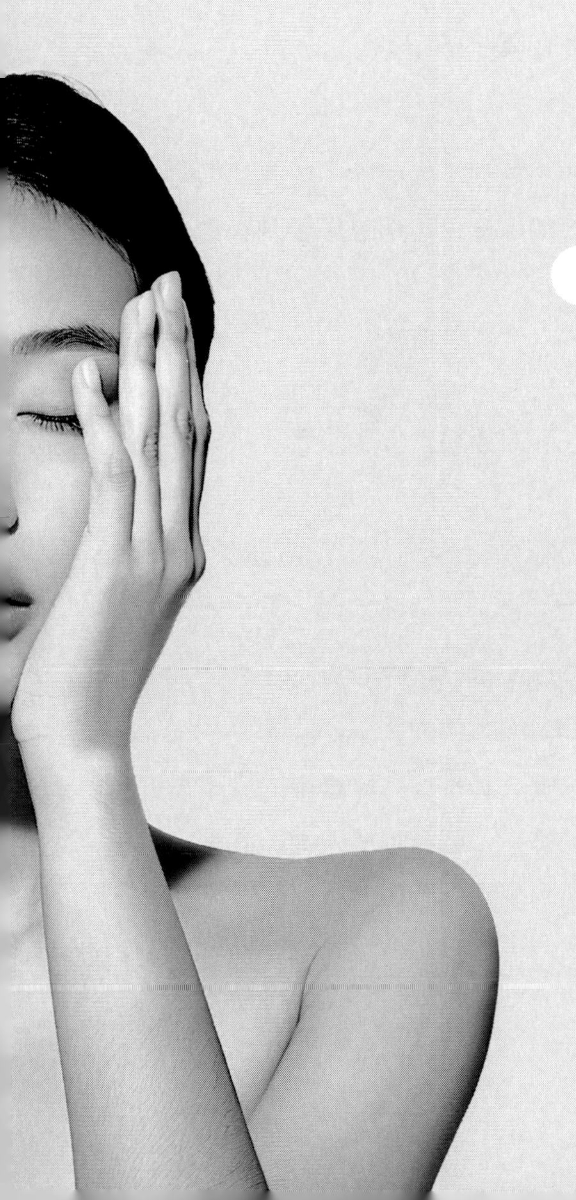

第五章

大膽嘗試鼻子整形

01 追求最完美的鼻形

鼻子對人們臉部美觀的重要性不言而喻，從美學觀念來講，無論從哪個角度，鼻部的線條最終都會影響到臉部輪廓的美感。

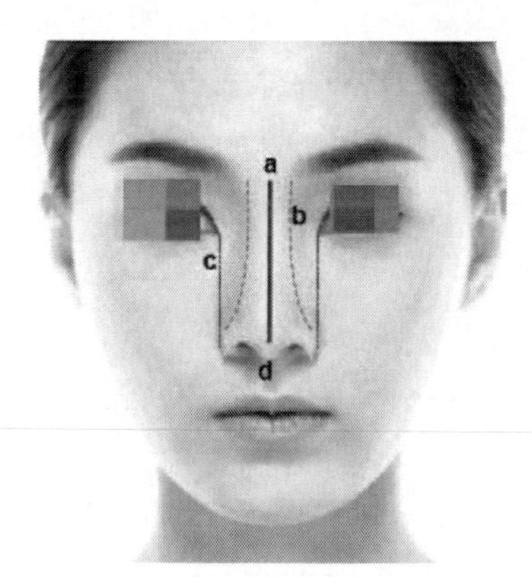

圖 5-1 較完美的鼻形

但什麼樣是美麗的鼻子呢？其實啊，什麼樣的鼻子最好看這個問題沒有一個完美的答案。因為每個人審美觀都有差異性，而且，臉部整形已經到個性化時代，所以很難去說什麼樣的鼻子最美。但是，我們可以根據多年經驗，介紹一些標準參考給大家。

我們認為符合華人鼻子的美學標準一般是鼻尖圓闊、鼻梁挺立、鼻翼大小適中，鼻形與臉型、眼形、口形等比例協調和諧，有一條完美的「海鷗線」者最佳。「海鷗線」指正面看鼻子時，鼻頭和兩邊鼻孔上緣連成的線。理想的鼻頭位置，會比鼻翼稍低，連成的線就有如展翅的海鷗。

歸納一下就是：

- 「挺」：挺拔 —— 鼻梁和鼻尖有一定的高度和挺立感。
- 「俏」：俏麗 —— 鼻子整體看來很俏麗。
- 「潤」：圓潤 —— 鼻部的弧度、角度等銜接流暢。
- 「和」：和諧 —— 鼻部和臉部整體自然、和諧。

具體標準來說，在前文「四高三低」中也已經做過介紹，就是：

1. 鼻長

理想的鼻長和臉長比例為1:3，鼻長與鼻頭比例呈1:0.67。

2. 鼻寬

鼻寬的理想數值一般是鼻長的 68%－ 72%，此外鼻根部寬約 10 公釐、鼻尖寬不超過 12 公釐是成比例的。

3. 鼻高

鼻高指的是鼻子的高度，即鼻尖到人中的距離。鼻高理想的數值是鼻長的 1/3，美觀的鼻高男性約為 16 公釐，女性約 15 公釐。鼻高低於 12 公釐的人就是低鼻形，可利用整形外科方法進行矯正。

4. 鼻形

鼻形沒有數值標準，只是外觀的觀察。美觀的鼻形是鼻尖為球形，鼻孔為斜向鼻尖的橢圓形（雙側對稱），從正面看不見鼻孔。

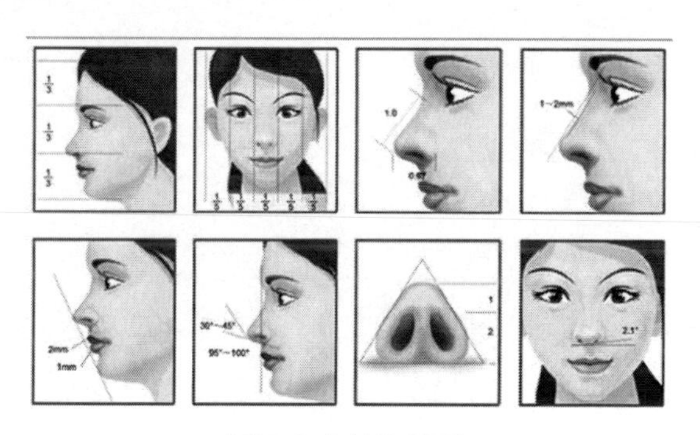

圖 5-2 完美的鼻形

這裡必須糾正很多人對於鼻子的不正確認知。

有的人認為鼻子整得越高越好。首先，鼻整形並不是把鼻子整高那麼簡單，鼻子的高度和臉部的和諧有個講究，臉部五官，相互影響、相互襯托、協調自然才是最美。對於亞洲人來說，鼻子高度太高過於生硬和不自然。

還有一部分人認為鼻翼越窄越好。因為實際中很多人都有鼻翼肥大、鼻翼寬等問題，透過手術讓鼻翼變窄是正常訴求，但做得很窄不但會使臉部失衡，而且會讓整個人會變得難看、怪異。網上流行的一些「毀容」照片就是沒有把握好臉部整體和諧和「四高三低」比例而過分追求鼻子高和窄而導致的結果。

其實，鼻部整形是個綜合工程。很多鼻部問題並不是單單地解決一項鼻子問題就能解決的。我們在醫院時常能遇到這樣的愛美者：

他們看似學了很多整形美容知識，進來就對醫生說：「醫生，我都知道，你幫我做個隆鼻就可以了，我就要把鼻子增高，其他的什麼話都不用說。」

這往往讓整形醫生們哭笑不得。

其實，站在愛美者立場也能有所理解，多做一個項目就要多產生一筆費用，所以做一個單個項目可以解決主要問題，就選擇做單個項目。但是站在整形醫生的立場，一次整體的手術可以達到整體的美觀提升並減少二次創傷，為什麼非要等到術後一段時間感覺效果不佳再進行第二次手術？

而且手術效果不佳，有些人又會把原因歸咎於醫生，也讓很多醫生困擾不已。

所以，現在在醫院進行鼻整形手術時，醫生還是建議將鼻翼、鼻尖、鼻根、鼻背等問題進行綜合處理，這樣其實比分批單個項目成本低，還能減少手術造成的傷口，最終的成果滿意度也高。

02
隆鼻的不同方式

醫學整形美容上的隆鼻術指的是透過在鼻部整形墊高外鼻，達到增加鼻高度、改善鼻部容貌的手術。在醫學整形美容上的隆鼻術可以分為手術隆鼻和非手術隆鼻。

1. 手術隆鼻

手術隆鼻一般分為假體隆鼻和自體軟骨隆鼻。

假體隆鼻

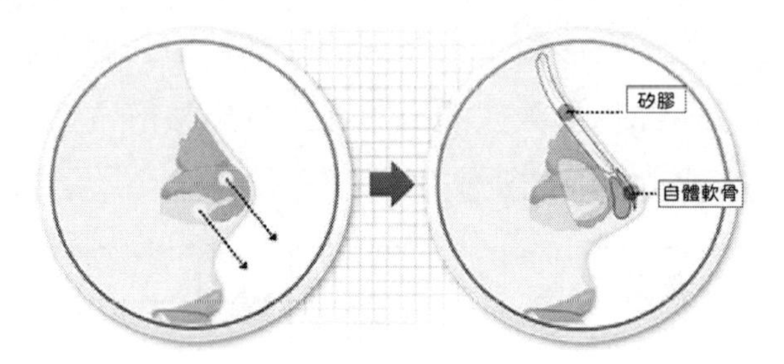

圖 5-3 假體隆鼻

假體是一種替代人體某個肢體、器官或組織的醫療器械。在美容醫學範圍內，假體特指有別於人體自身組織的整形手術充填材料。假體隆鼻手術就是用假體將低平、內凹的

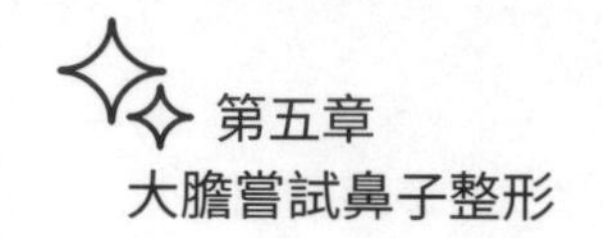

鼻梁墊高的手術。假體隆鼻經過多年發展，已經成為整形領域最常見和技術成熟的一種手術。

目前，假體隆鼻採用的假體材料主要有矽膠假體和膨體材料，這兩種都是終身置入假體。因為矽膠假體和膨體材料與皮膚組織間具有相容性，安全性高。

在假體隆鼻手術前，整形專家會根據測量數據和設計的方案向愛美者確定使用的假體材料進行現場雕刻，使得假體材料能與鼻背骨精準牢固地吻合在一起，確保隆鼻效果。

假體隆鼻一般有五個基本步驟。

第一，手術前溝通設計。任何整形手術，手術前溝通設計非常非常重要，甚至可以關乎手術效果。溝通中，身為愛美者的你一定要與整形醫生進行充分地溝通，清楚地表達自己的訴求，然後整形醫生根據你的臉部特徵、個人氣質等特點，再進行鼻部基本數據的採集，設計出整形方案。最終愛美者和整形醫生共同確定整形項目。

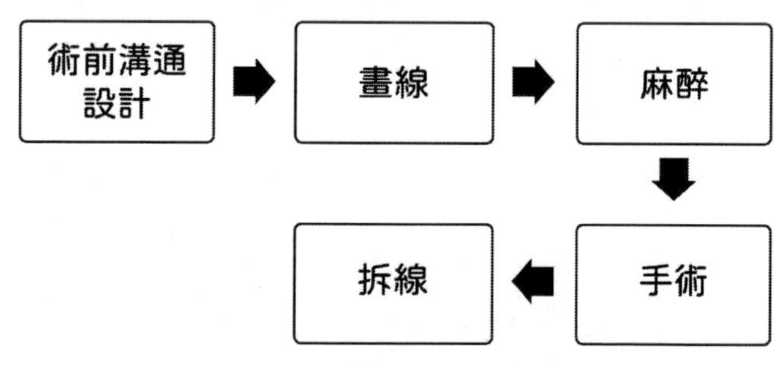

圖 5-4 假體隆鼻的五個步驟

第二，畫線。溝通完畢確定方案後，整形醫生根據你的鼻部情況會在鼻部畫出手術標記點和線，設計好假體放入鼻根的位置，然後正式進入手術。如假體隆鼻的切口、鼻小柱基部切口、鼻小柱旁切口、蝶形切口等，都有事先在相關部位設計和標記。

第三，麻醉。假體隆鼻手術一般採取的是區域性麻醉的方式。麻醉方法用 2%利多卡因進行區域性浸潤麻醉或雙側眶下神經阻滯加區域性麻醉。

第四，手術。流程就是切開、植入假體和縫合三步驟。手術的切口一般選擇在鼻小柱或鼻孔內，把材料植入後，再縫合切口。具體來說手術流程就是按照事先設計好的切口進行切開剝離，再以蚊式鉗夾住假體放入分離好的腔隙內，直到確定植入的矽膠假體長短、高矮適合無誤後擠出腔隙內積血，縫合皮膚。

第五，拆線。隆鼻手術後一週左右拆線。在手術後到拆線這段時間內，愛美者一定要遵從醫囑，做好護理工作。

假體隆鼻適合鼻梁塌扁和鼻背軟組織量充足的人。很多人非常害怕假體隆鼻，除了安全性外就是害怕隆鼻假體會出現移動或者穿透皮膚。其實假體隆鼻後活動主要是由於假體置入位置不當導致。想要假體隆鼻手術後假體不移動，選擇正確的位置很關鍵，因此大家一定要到合格的醫院並且找一位技術超群的醫生進行手術，只有這樣才能更好地保證假體不易移動。

隆鼻假體穿透皮膚這種情況是個案，一般原因是假體雕刻不精準或沒有充分考慮愛美者鼻部皮膚組織特點而發生的。為了避免穿透問題的發生，醫生在雕刻假體時應該充分考慮區域性皮膚張力的問題。這也就要求大家一定要選擇合格醫院的專業醫生來進行手術。

有人對假體隆鼻中的矽膠假體和膨體材料選擇上兩難。首先，兩者都是安全的。還有，膨體在組織相容性、穩定性和手感等方面更具優勢，但是在塑形性、取出難易程度和價格等方面，矽膠更具優勢。

自體軟骨隆鼻

自體軟骨隆鼻就是用自體的軟骨（如肋軟骨、耳軟骨、鼻中隔軟骨等）組織來墊高鼻梁，修整鼻尖，達到鼻部美容效果的手術。軟骨是人體內一種特殊的組織，它具有一定硬度，同時又有相當的柔韌性，分離部分後也不會帶給人體功能上的重大損失，所以逐漸發展為手術隆鼻的重要材料來源。

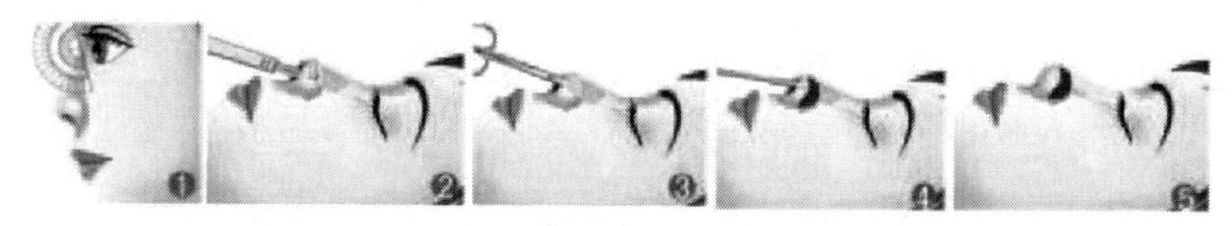

圖 5-5 自體軟骨隆鼻的步驟

自體軟骨隆鼻與假體隆鼻與非手術隆鼻相比有以下優勢：

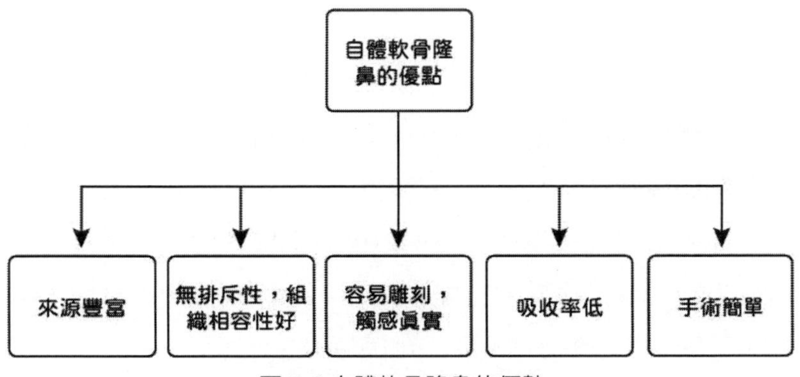

圖 5-6 自體軟骨隆鼻的優勢

1. 來源豐富。自體軟骨隆鼻來源於肋軟骨、耳軟骨、鼻中隔軟骨等人體自身組織，來源較為豐富。有些複雜的鼻整形需要較多的填充材料，自體軟骨基本都能滿足。
2. 無排斥反應，組織相容性好。自體軟骨取自自身，無毒無害，不會出現排斥反應，而且自體軟骨與鼻區域性的組織癒合為一體，很輕易固定，不會出現位移。
3. 易於雕刻，觸感真實。隆鼻假體材料外形較固定，並不能雕刻出亮麗的鼻尖，而自體軟骨較容易雕刻修正模型，完全可以達到塑造鼻尖這個效果，且術後的觸感和手感柔軟逼真。

4. 吸收率低。自體軟骨吸收率低，無血液供應也能存活生存，想必其他材料是相對理想的隆鼻材料。
5. 手術簡單。自體軟骨隆鼻的材料一般取自耳軟骨、鼻中隔軟骨和肋軟骨，取出時較為簡單，技術較成熟。

自體軟骨隆鼻的手術過程除了自體組織的取出外，其他步驟和假體隆鼻一致。

先將取出部位麻醉，然後取出一小塊自體組織，再根據愛美者設計好的方案進行雕刻成形，然後將自體組織植入鼻部進行固定，最好快速縫合切口即可。

自體軟骨隆鼻術適合那些鼻梁低平、鼻畸形矯正、擔心人工假體的人，在手術後到拆線這段時間內愛美者同樣必須要遵從醫囑，做好護理工作。

2. 非手術隆鼻（注射隆鼻）

注射玻尿酸隆鼻

注射玻尿酸隆鼻就是將玻尿酸透過針筒注射到鼻背特定皮下組織層，達到隆鼻效果。作為非手術隆鼻的代表，注射玻尿酸隆鼻因僅針眼大小的傷口、無恢復期、效果明顯、方便迅速、安全放心、適用人群廣泛而被廣泛推崇，逐漸成為隆鼻新寵。

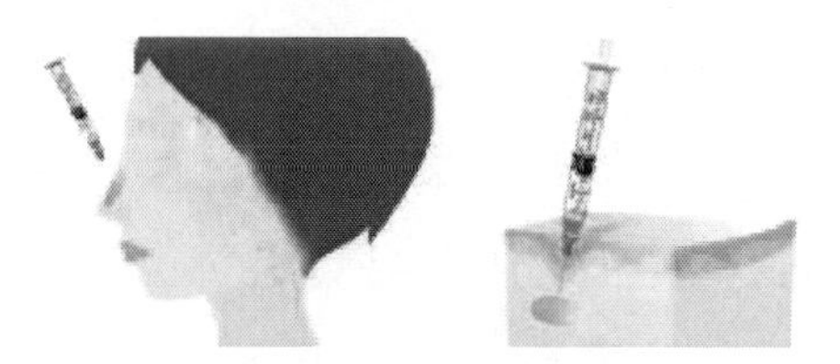

圖 5-7 注射玻尿酸隆鼻

玻尿酸雖好，但安全有效有個前提，即符合規範的產品和專業醫生。因為鼻部的神經、血管非常豐富，要特別了解鼻部構造的專業醫生手術。

所以，再次強調，不要貪小便宜或聽信別人哄騙，應選擇合格的醫院進行注射。

注射自體脂肪隆鼻

注射自體脂肪隆鼻與注射玻尿酸原理相同，都是透過注射材料的填充達到隆鼻目的。但自體脂肪隆鼻的材料取自自身，這是與玻尿酸注射隆鼻的最大區別。

自體脂肪隆鼻的脂肪多從腹部、大腿、臀部抽取，但隆鼻一般需 10mL 的量就可以滿足。所以，發展注射自體脂肪隆鼻一般多與自體脂肪其他部位的填充同時進行，否則吸出來的脂肪多浪費掉了。

和注射玻尿酸隆鼻一樣，因傷口小、恢復期短、效果明顯、方便迅速、安全放心、適用人群廣泛等特點成為近年來整形手術的熱門項目。不僅如此，注射自體脂肪隆鼻還有其他隆鼻方式都沒有的優點：可以達到抽脂瘦身和美容填充同時兼得的效果。而且根據長期臨床觀察，脂肪移植隆鼻還有一些改善鼻部膚質的作用，因此自體脂肪也被稱為「人體軟黃金」。

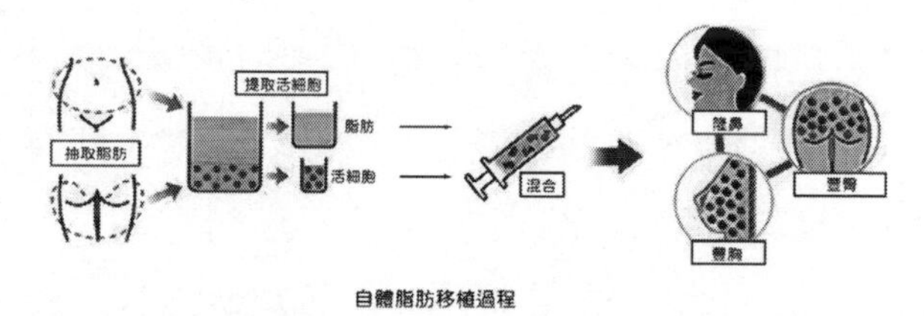

自體脂肪移植過程

圖 5-8 注射自體脂肪隆鼻

但是，自體脂肪隆鼻比玻尿酸隆鼻複雜，先要從人體組織抽脂，再將脂肪提煉，再注射到鼻部，因此要求愛美者要有一定的脂肪。

自體脂肪注射隆鼻，實際手術中採用少量多次的注射方式來隆鼻。但脂肪支撐度比較弱，注射時呈流體形態，需要經驗豐富的醫生手術才能定型。

最後提醒各位讀者，隆鼻手術對個人形象的改變還是很大的，手術前要有充分的心理準備。而且隆鼻整形不適合年齡小於 18 歲的愛美者，因為一方面他們鼻部未完全發育成熟，還有他們的審美和理效能力也需要進一步成熟。

03
鼻尖整形技巧

鼻尖又稱鼻頭，其形態、輪廓在整個鼻子的形態乃至整個臉部都占有重要地位。鼻尖的輪廓是否自然、勻稱、清晰和柔和，其高度、曲率、大小是否符合美學標準及與鼻部的其他結構是否協調，都是判斷一個美麗鼻子的標準，也是鼻尖整形是否達標的標準。鼻尖的問題一般表現為鼻尖肥大、圓鈍、低平、過高等情形。因此一般鼻尖整形手術可分為鼻尖縮小、鼻尖抬高和鼻尖弧度成形。

1. 鼻尖縮小

鼻頭偏大和圓鈍是大多數人面臨的鼻尖問題，這就需要鼻尖縮小來解決這個問題。鼻尖縮小術的原理在雙側鼻孔內或鼻尖和上唇之間的部位做小切口，透過部分切除和兩側鼻翼軟骨外側角間距的收緊，最後縫合達到縮小鼻頭的目的。

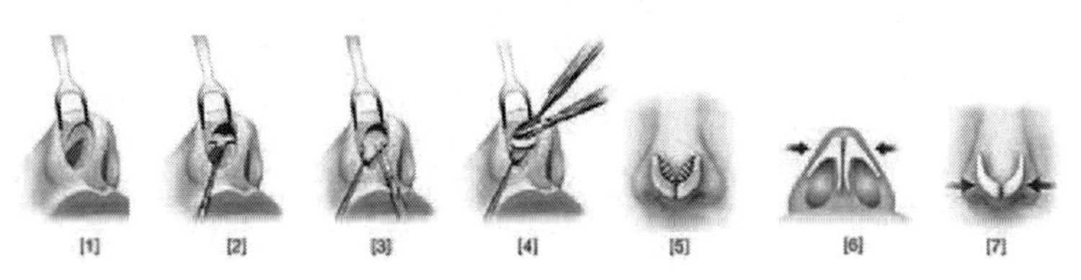

圖 5-9 鼻尖縮小

除了兩側鼻翼軟骨外側角間距的收緊縫合，鼻尖縮小術還有鼻翼軟骨內側角間距收緊的內側角縫合、單側鼻翼軟骨中間角自行縫合收緊的跨穹窿縫合、兩側鼻翼軟骨形成穹隆之間收緊的穹窿間縫合等方式，這些不同的手術都是形成良好的三角形鼻尖和維持理想鼻尖高度的手術。

2. 鼻尖抬高

鼻尖抬高術是透過手術矯正方式讓鼻尖達到原本就該達到的鼻部最高點。常用的鼻尖抬高術主要有單純切除縫合來使得鼻尖高抬的鼻翼基底楔形切除法、雙側鼻翼軟骨內角靠攏法和透過自體軟骨或假體移植成形達到抬高鼻尖目的軟骨移植法、鼻小柱支撐法。

如果你是鼻尖形態美觀，僅僅是高度偏低時就適合鼻翼基底楔形切除法。鼻翼基底楔形切除法鼻尖抬高術是在雙側鼻翼基底切除一塊楔形的全厚組織，使鼻孔內收、穹窿部上凸，達到抬高鼻尖目的的手術。手術簡單，比較安全，也能達到理想效果。

雙側鼻翼軟骨內角靠攏法是透過雙側鼻小柱側面的切口，切除鼻翼兩內側角之間的軟組織，做褥式縫合，透過收緊靠攏達到抬高鼻尖目的。

鼻小柱支撐法是透過鼻小柱支撐來達到鼻尖增高的目

的。常用的支撐鼻小柱材料有矽膠假體和自體軟骨。相比假體，自體軟骨是鼻尖植入的最佳選擇，其存活率高、吸收率低，是理想的鼻尖抬高術材料。

軟骨移植法鼻尖抬高術的種類有傘形移植、盾牌移植、墊子移植等。基本都是利用自體軟骨的雕刻、移植與植入達到抬高鼻尖的作用。

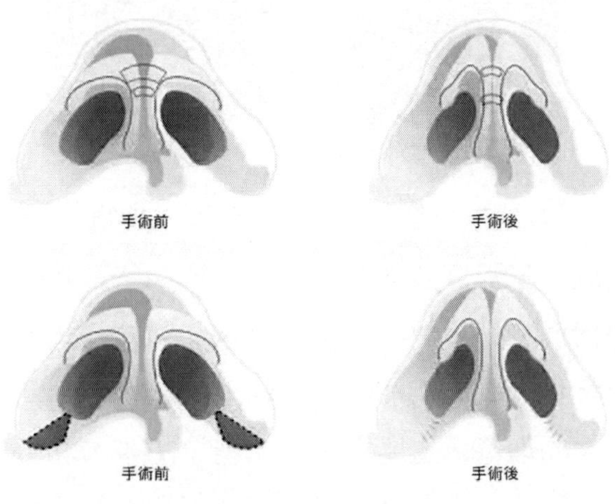

圖 5-10 鼻尖抬高

3. 鼻尖弧度成形

鼻尖的最高點、兩側鼻翼和鼻基底呈三角形，當增加內側角長度、縮短兩側外側角，鼻尖便會增高；縮短內側角，鼻尖高度會降低。因此，適合的弧度和鼻尖高度、鼻尖大小有密切的關係。因此，鼻尖弧度成形一般是透過雙側鼻前庭聯合鼻小柱切口，處理大翼軟骨區域性或者縫合大翼軟骨，可以造成使鼻尖向上或者向下旋轉的作用來使鼻尖弧度流暢協調。

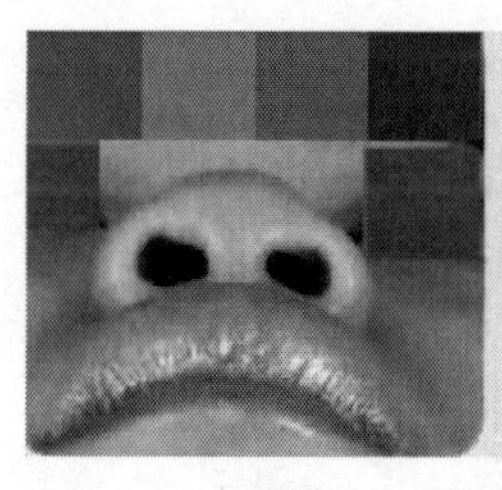
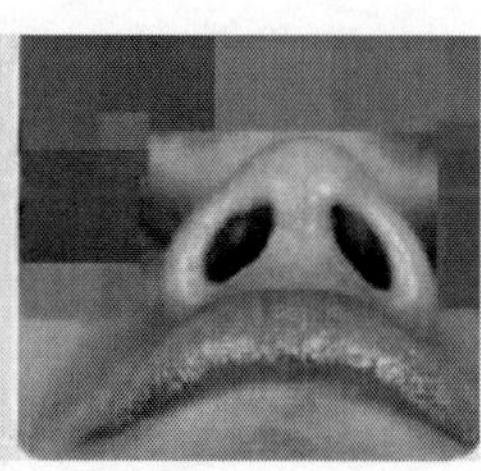

圖 5-11 鼻尖弧度成形

當然，以上的介紹只是一些參考。其實，一個大小適合、高度適中、弧度自然的鼻尖的形成最終取決於愛美者的鼻部基礎情況和整形醫生的美學素養與醫療技術水準。不僅要求整形醫生對於鼻尖解剖結構的把握和鼻翼軟骨之間的生物力學關係的理解，還要求其要有精準的審美和外科技術的熟練運用。除此之外，愛美者的理性認知與積極配合也是鼻尖整形成功的保障。

04
鼻翼整形的微妙之處

鼻翼是由皮膚、皮下組織、鼻翼軟骨、鼻前庭、鱗狀上皮層所構成的拱形結構，為鼻孔的上緣與外緣。鼻翼的常見問題為鼻翼肥大、鼻翼外側角過長、鼻孔過大，或對稱性短縮或缺損等。鼻翼整形主要有鼻翼縮小、鼻翼內收、鼻翼切除等。

1. 鼻翼縮小

鼻翼縮小是鼻翼整形中最常見的一種方法。鼻翼過寬是亞洲人最多的鼻部不美觀的表現。過寬的鼻翼不但會造成鼻孔很大的感覺，而且會讓鼻子的高度顯現不出來，因此需要鼻翼縮小來得到矯正。鼻翼縮小的切口多在鼻翼邊緣，手術中檢視鼻翼緣部位，進行切除縫合達到縮小鼻翼的效果。

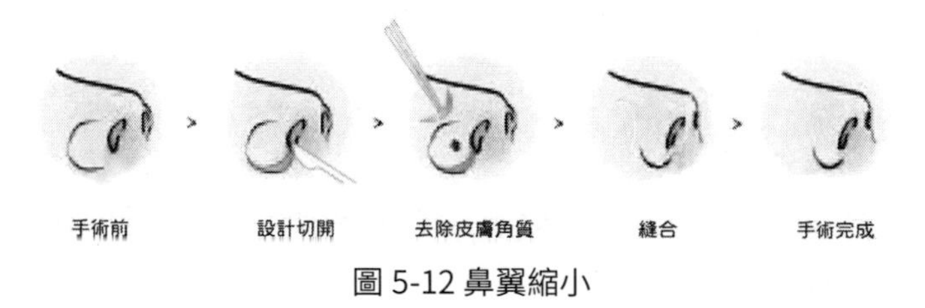

圖 5-12 鼻翼縮小

2. 鼻翼內收

鼻翼內收主要說針對肥厚寬大扁平者。一般手術方法是切除鼻翼下部使鼻翼縮窄，或透過切除肥厚的鼻孔基底部並向中間拉近，鼻翼內收會取得不錯的鼻翼整形效果。

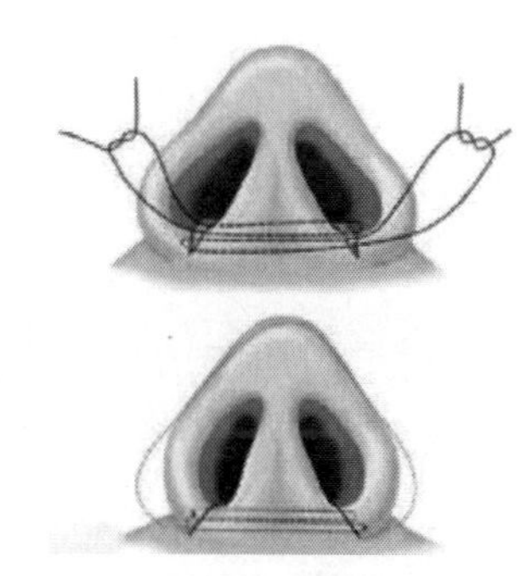

圖 5-13 鼻翼內收

3. 鼻翼切除

鼻翼切除主要是針對鼻底太寬或鼻孔太大問題進行矯正的手術。主要方式是切除鼻翼的多餘皮膚組織到達縮小鼻翼、使鼻孔顯得長的方式。此外，還可以透過鼻翼軟骨組織的處理，達到改善鼻底太寬或鼻孔太大問題的效果。

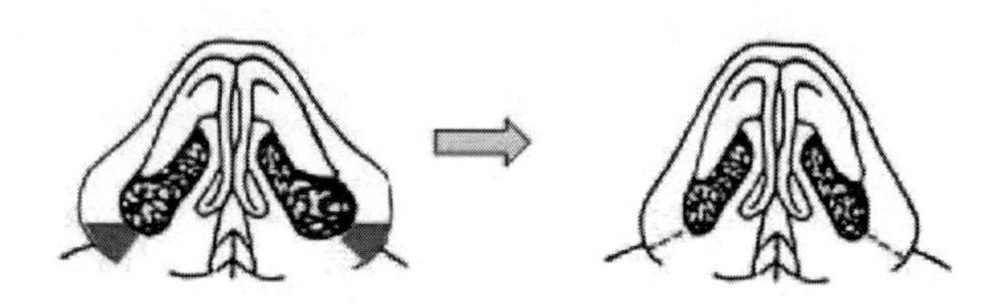

圖 5-14 鼻翼切除

當然，單純的鼻翼整形解決的只能是單純的鼻翼問題。想透過鼻整形手術達到讓鼻子整體變美的效果，那就是近年流行的鼻綜合整形手術。

鼻綜合整形又稱為綜合鼻整形、綜合隆鼻術等。是隨著技術的革新與人們審美意識的進化而出現的手術，達到整體美觀整個鼻部的效果。

現在華人鼻子大多數問題是鼻梁低、鼻頭大、鼻翼寬、鼻子短，這些問題很難透過單一的鼻整形手術來解決。所以才有了鼻綜合整形的需要。鼻綜合整形，手術後的效果會更加精緻、鼻部結構更清晰、與臉部更協調、形態更加完美，從根本上解決鼻部不美觀問題。

從項目數量來講，兩項以上的鼻整形手術就可以認為是鼻綜合整形。鼻綜合整形怎樣選擇方案呢？

首先，如果鼻梁過低、沒有鼻翼肥大等問題，那你可以選擇假體隆鼻與耳軟骨墊鼻尖結合的鼻綜合整形，達到美觀的效果。

其次，如果你同時有鼻梁過低、鼻翼肥大等問題，那麼在假體隆鼻結合耳軟骨墊鼻尖的基礎上，再結合鼻翼縮小進行綜合整形。

再次，如果你鼻梁稍低，同時有鼻翼肥大等問題，那麼可以用注射玻尿酸隆鼻結合耳軟骨墊鼻尖和鼻翼縮小達到綜合美鼻的效果。

總之，多個項目共同改造的鼻部才是最大程度改變鼻部綜合形態的行之有效的整形方式。

05
不理想鼻形的修正方法

鼻部整形除了隆鼻術和鼻尖、鼻翼的整形外，還包括很多不良鼻形的矯正整形，如直鼻、朝天鼻、歪鼻、鷹勾鼻（駝峰鼻）、鼻缺損等。其中最為常見的是朝天鼻、歪鼻、鷹勾鼻（駝峰鼻）等的整形。

1. 朝天鼻整形

朝天鼻最明顯的表現莫非鼻孔朝上，鼻孔外露多，這都是鼻骨及鼻軟骨發育不良導致鼻梁過短的結果。

朝天鼻亞洲人占比例較多，一般的矯正方法是設法增加鼻內軟組織可動度，延長鼻梁的支撐做好鼻尖的修復，使鼻孔外露的現象得到矯正。

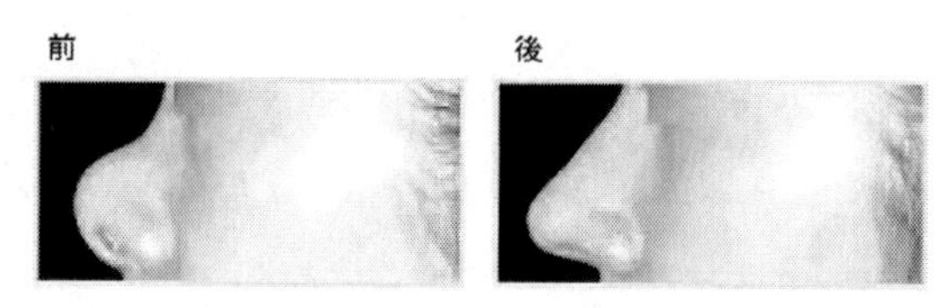

圖 5-15 朝天鼻整形

一般而言，朝天鼻越嚴重，手術矯正的難度就越高。不少整形專家都認為朝天鼻整形手術是鼻部美容整形裡最困難的手術之一。因為朝天鼻的整形，不能單單是做鼻梁的延長，更重要的是需要做軟組織的剝離放鬆，嚴重的朝天鼻還要做軟組織的移植修補，所以難度極高。

朝天鼻整形一般需要充分考慮適合的手術，不少醫生曾經嘗試單純假體或自體組織充填鼻尖來矯正朝天鼻，結果發現單純假體或自體組織充填鼻尖取得的效果是有限的。如果直接將材料移植在鼻尖上，達到拉長鼻子來矯正朝天鼻的效果初期效果不錯，但到最後往往又會縮回去。

所以，朝天鼻整形要在鼻背長度、鼻中隔的延長以及穩固鼻小柱的支撐上都發揮作用，如將上鼻側軟骨與鼻翼軟骨分離，延長鼻翼軟骨，置入適當的鼻模墊高鼻尖，使用鼻中隔軟骨或耳軟骨做鼻梁的支撐等，最終達到滿意的矯正效果。

2. 歪鼻整形

根據臨床上的經驗，一大半以上的人都有不同程度的鼻子歪斜問題，歪鼻畸形是指由先天性或後天創傷性等原因造成的鼻中隔偏離中線。一般輕微的鼻子歪斜不會影響美觀，不需要特別的矯正，只有當歪鼻嚴重到影響臉部容貌，給人臉部不美觀的感覺，甚至影響鼻腔通氣功能時才有整形的必要。

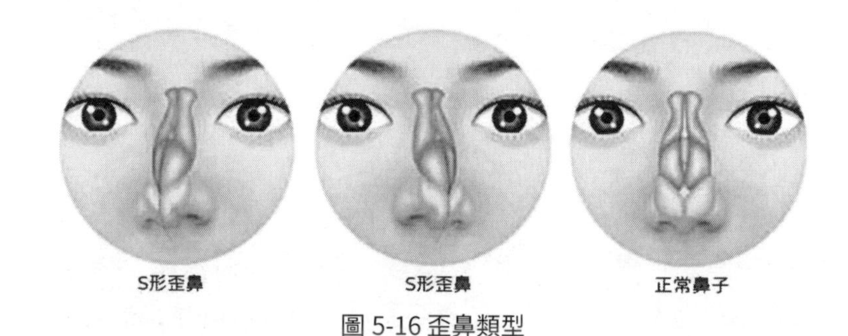

圖 5-16 歪鼻類型

要解決由鼻中隔偏斜引起的歪鼻畸形問題，必須解決鼻部畸形和功能問題。

基本的手術流程是首先分離鼻中隔軟骨膜，切斷中隔與篩骨垂直板、犁骨的連結部分，並切除鼻中隔軟骨，使鼻中隔軟骨復位。再切除過多的側鼻軟骨，使中隔復位後兩側鼻軟骨組織張力持平。最後再切除過長的鼻中隔尾部，使雙側鼻前庭對稱，讓歪鼻復位。

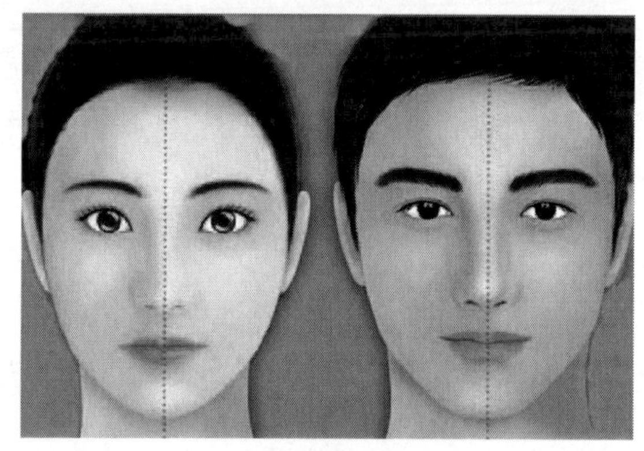

圖 5-17 完美的鼻形線條

歪鼻整形手術後需要在鼻腔內充填碘仿紗布，並以外用印膜膠固定。術後遵從醫囑做好護理工作，直到恢復。

3. 鷹勾鼻整形

鷹勾鼻好發於男性族群，表現為側鼻軟骨和鼻翼軟骨內側角過長、鼻骨下部呈駝峰樣隆起、鼻尖有下勾的鼻子，因此鷹勾鼻又稱駝峰鼻。鷹勾鼻往往給人親和感欠佳的感覺，所以很多人都有改變鼻部鷹勾狀態的想法，這就需要鷹勾鼻矯正整形手術。

鷹勾鼻矯正整形手術的手術步驟簡單來說就是，先在鼻前庭軟骨間等事先設計好的位置做切開，再緊貼軟骨進行鼻翼軟骨表面剝離去除增生軟骨和中隔前端，然後切斷降鼻中隔肌，取耳廓等部位的軟骨植入鼻端做最終的固定縫合，最後用碘仿紗布進行鼻腔內充填固定，石膏夾板或牙印膜膠及膠帶外固定，靜等恢復。

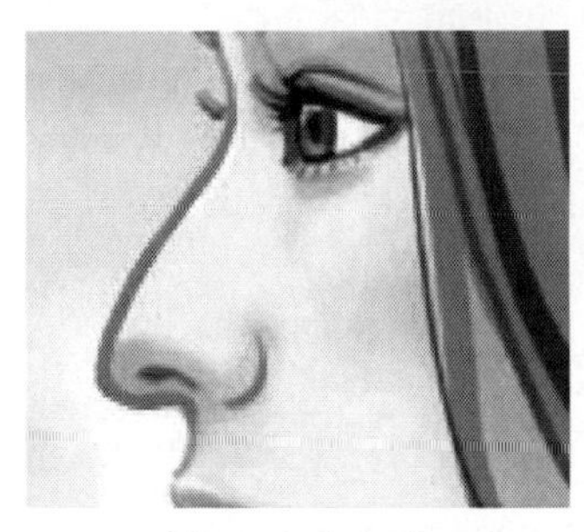

圖 5-18 鷹勾鼻

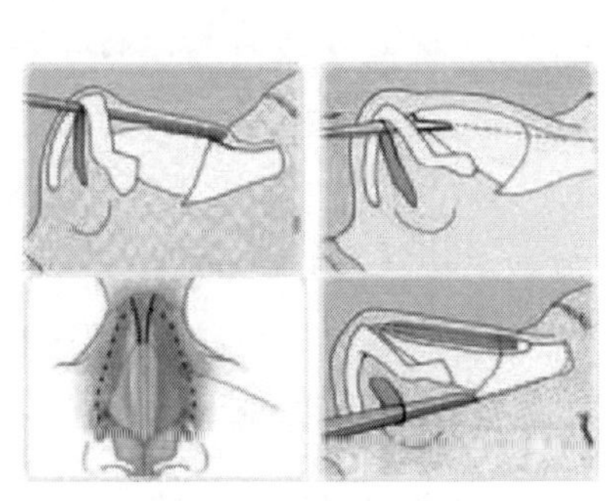

圖 5-19 鷹勾鼻整形

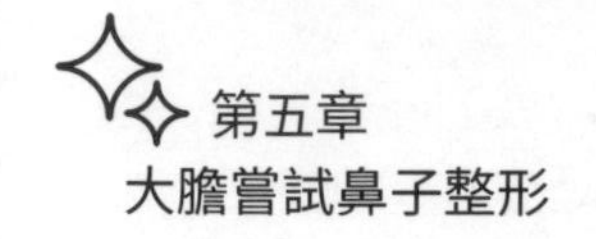

根據鷹勾鼻的特點，鷹勾鼻矯正有兩個要點。一是消除凸出軟骨組織交替的部位，而使其自然；二是要提高相對下垂的鼻尖，達到矯正整體的輪廓的目的。一般在經過專業的整形醫師的鼻整形手術後，會恢復善良、和藹的形象。特別是許多年輕女性，鼻部鷹勾不是很明顯，做較小的鼻部整形便可得到滿意的效果。

4. 鼻缺損修復整形

鼻缺損主要分為鼻頭鼻尖缺損和鼻翼缺損，因此鼻缺損修復包括鼻頭鼻尖缺損修復和鼻翼缺損修復。

鼻頭鼻尖缺損常表現為鼻頭軟組織缺失、鼻小柱畸形還有鼻頭部鼻翼的缺損。目前，較常使用的手術方法為擴張技術與皮瓣移植手術的集合，最終能達到較為理想的效果。

鼻頭鼻尖缺損修復術的難點在於年輕患者皮膚張力較大，修復起來較為困難，需要整形醫生具有高超的整形技巧，對皮膚彈性及皮膚旋轉位移有深刻的理解。

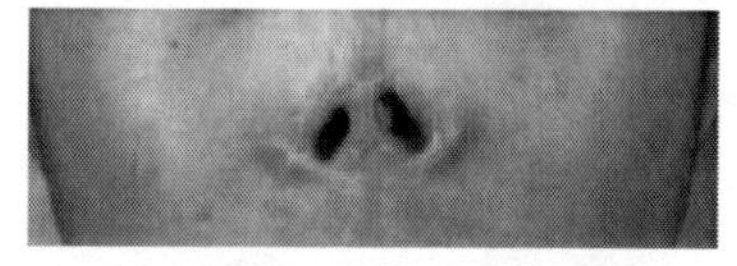

圖 5-20 鼻頭鼻尖缺損

鼻翼缺損表現為單純鼻翼缺損、鼻翼疤痕攣縮所致缺損和鼻翼邊緣條片狀缺損等。主要矯正方法是切除缺損處的疤痕並剖開鼻翼組織，再取耳殼耳廓外緣事先仔細測量並標記好的複合組織在缺損處仔細縫合，達到修復缺損鼻翼組織的目的。

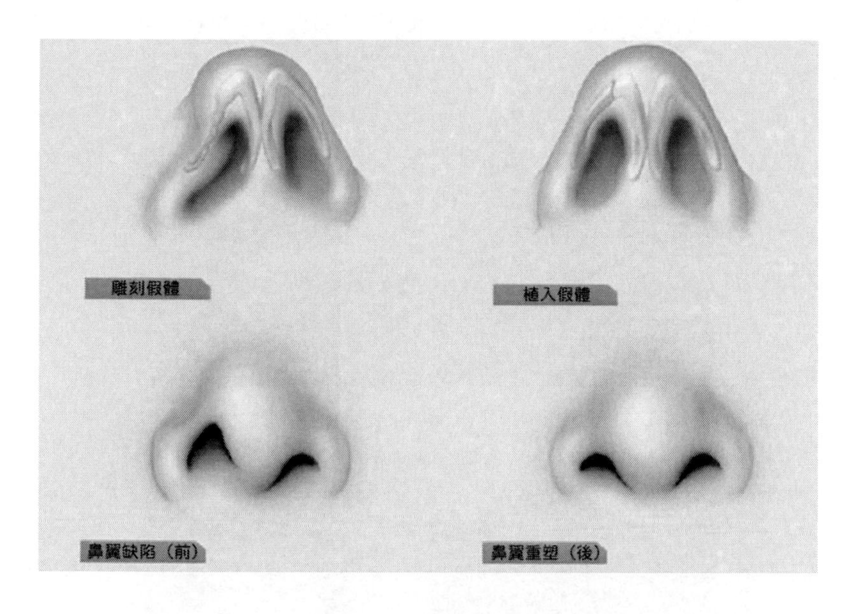

圖 5-21 鼻翼缺損

如鼻翼缺損較大，那用有限的耳廓複合組織難以修復，就得在缺損部位取皮瓣進行游離縫合來達到修復缺損鼻翼組織的目的。皮瓣較多地應用於年齡偏大、鼻部皮膚移動性較好的愛美者。

以上只是非常簡單扼要地介紹了一些不良鼻形的矯正，需要強調，每個人的鼻子情況都不盡相同，而且現在越來越多的人提倡客製化整形方案，網路上或書本的知識只是介紹一些基本原理，你可以向整形醫生提出鼻子整形的要求，但是切忌自己設計整形方案。

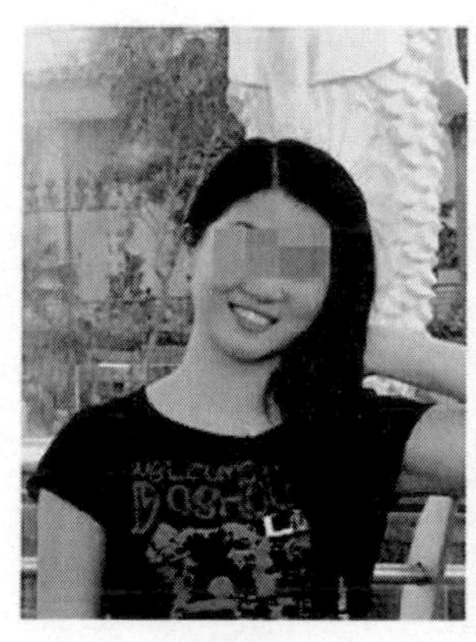

整形前 **整形後**

整形前 整形後

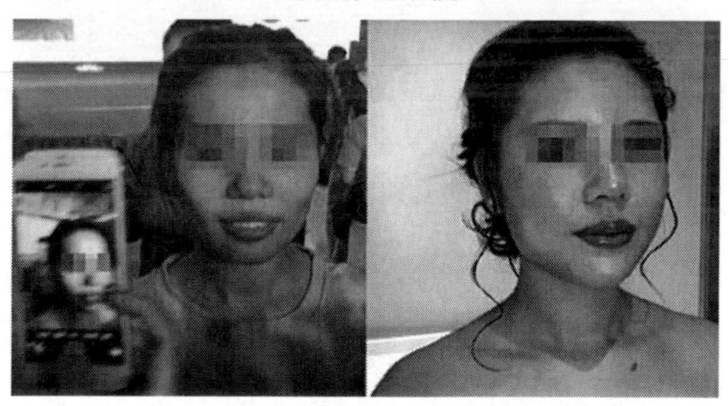

圖 5-22 鼻部整形前後對比

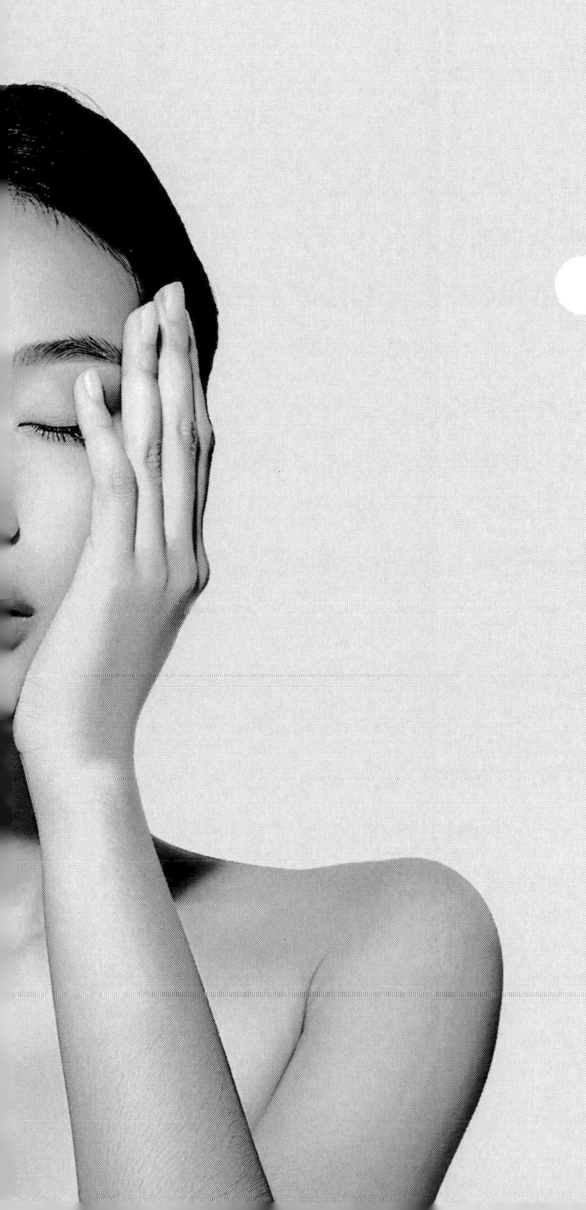

第六章

塑造豐滿性感嘴唇

01
唇線矯正的細緻技術

其實，美容醫學上並沒有唇線矯正這個說法，但我在寫這本書的時候，收到很多愛美者朋友的問題，其中有不少人問到關於唇線整形的問題。唇線矯正在美容醫學上稱作唇部整形，更準確的說法為唇形整形，是關於唇峰、唇珠、唇溝、嘴角等唇部形態特點的美容術。

大家上唇的唇紅線呈弓形稱為唇弓。在正中線稍低並微向前凸起稱為人中切跡。在其兩側的唇弓最高點稱為唇峰。上唇正中唇紅呈珠狀凸，稱為唇珠。很多人為自己唇形不美觀而懊惱，其實，唇部不美觀主要是唇峰、唇珠、唇溝等唇部加分項的缺失或不美觀造成的。

在以前的章節中，我們簡單提及過唇部的美麗標準。美麗性感的嘴唇應該是和整個臉型相配，彰顯個人氣質。一般標準是唇線清晰，上唇比下唇稍薄，唇珠明顯並且居中，嘴角的寬窄與臉的寬度成比例等。那有沒有更為具體的標準呢？

我們查閱數據，關於唇部美觀形態的標準並不多，但是我們可以找幾個例子進行分析。

上唇公認的美觀狀態是 M 形的唇形，即上唇唇紅上下邊緣都呈 M 形的上唇。M 形的上唇要求上唇要有比較明顯的唇珠和唇峰。

如果你想做個氣質美女，那較適合唇珠位置輕微凹陷，嘴唇閉上中央呈 Ω 形的唇形。Ω 形唇比起特徵明顯的 M 形的唇形會圓潤一些，看起來比較有氣質。

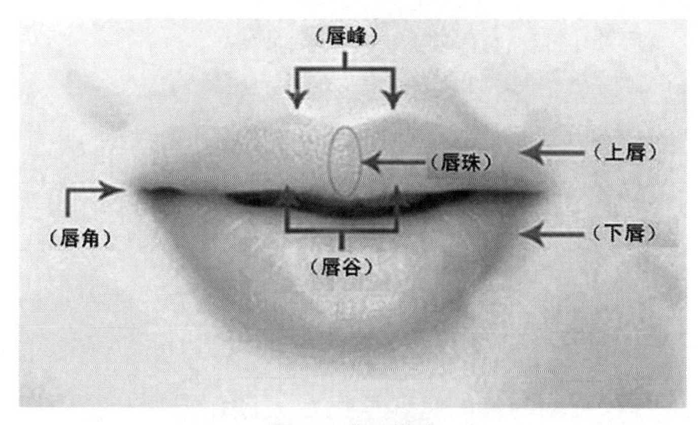

圖 6-1 嘴唇構成

對於外觀清純的女性，比較適合下唇中部收窄，收窄的下唇中部兩側帶有飽滿唇珠的下唇唇形，因為清純類的女性，一半有些嬰兒肥，一半是圓臉。這種氣質的人，比較適合如果收窄的下唇中部兩側帶有飽滿唇珠，會更加凸出整個臉部的青春氣息。

如果你想走性感路線，那比較適合下唇正中最厚，從最厚的正中間向兩側往上走時逐漸變窄的下唇唇形。因為一些性感的女性，大多是瓜子臉，如果你仔細觀察就會看見，瓜子臉的下巴和這種從最厚的正中間向兩側往上走時逐漸變窄的唇形是最完美的搭配。

如果你不想太保守，也不想太性感，要做最普通、自然的美女，那比較適合下唇最中間有個小唇溝，從小唇溝到兩邊嘴角的中間位置各有一個小唇峰的唇形，這種唇形也是大多數美女都會有的下唇形。

那如果達不到上面的標準怎麼辦呢？這就需要唇形整形手術來幫忙了。美容醫學上的唇形整形手術主要有手術、注射和紋繡。

手術方法主要針對的是嘴唇的整體形態不佳，需要較大幅度改動的唇部，有些人擔心手術後會留下些疤痕。這點大家擔心是正常的，但是整形美容技術在不斷革新進步，切口、縫合以及對疤痕的處理早已進入微創階段，找個經驗豐富的專業醫生，可以最大可能地解決你的擔心。

手術方法進行唇形矯正可以解決諸多問題，如唇珠形成、嘴角上提、唇峰形成等根本性問題。

隨著填充材料的開發與普及，現在的人們越來越多的透過注射的方式來達到矯正唇形的作用，但注射方式進行唇形塑造只能是在原有唇形的基礎上進行微調，現在主要的注射方式還是玻尿酸、自體脂肪和肉毒桿菌。

除了手術和注射，半永久紋繡是近年來異軍突起的一種方式。半永久是透過唇部上色的形式來調整唇形，效果特別明顯，特別是對於唇紅邊緣的調整更是讓人讚嘆。

唇形矯正後，因為會輕微地影響到唇部的進食，你一定要注意術後前 3 天吃軟質、流質食物，避免過熱過硬食物，可以用吸管進食。進食後還要注意漱口，保持口腔清潔。此外，術後 1 週左右還要注意避免哈哈大笑或大打哈欠，如果能少說話盡量少說話，輕柔刷牙，勿碰傷口，定期回診等。

02
縮唇整形的巧妙手法

唇部形態的調整中最重要的環節之一就是對唇部薄厚程度的整形。前面的章節提到過，根據嘴唇與五官的配合來看，一般情況下，女性上唇厚 8 公釐、下唇厚 9 公釐，男性上下唇比女性厚 1 － 1.5 公釐是標準的美觀嘴唇。從側面看，上唇輕輕覆蓋下唇，並能微微凸出、翹起最佳。你可以自測一下看自己是否符合美唇標準。如果唇部過厚，會給人愚鈍的感覺，有些愛美者不僅嘴唇過厚，甚至出現唇外翻的現象，會嚴重影響到臉部的整體美觀。

唇部過厚導致的臉部整體協調失準，不僅僅會影響到交際，還會影響到工作。長此以往會影響到個人的心理，導致信心不足、工作能力下降等。厚唇想變薄的朋友們，可以用縮唇手術進行矯正。

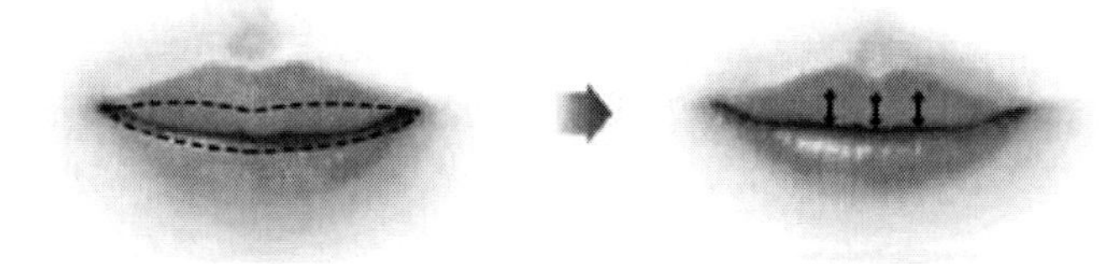

圖 6-2 縮唇

但是，大家首先要明白，如果你不是嘴唇特別厚，其實不建議做這個手術，因為縮唇手術只有手術方法才能達到效果。在醫院的門診中，我們發現有些人唇部其實並不厚，但自己認為很厚，來諮商縮唇手術。經過溝通，我們看出來了，有人是眼睛和鼻部極不協調導致唇部突兀，感覺自己嘴唇不美觀。

所以，這種情況你可能需要最先進行的是五官整體的設計和整形，而不是先去做厚唇變薄整形。

厚唇是指唇組織增厚，紅唇部增寬而外露過多，唇亦顯外凸造成的現象。一般認為男性唇厚度上唇超過 9 公釐，下唇超過 10.5 公釐；女性上唇超過 8 公釐，下唇超過 9 公釐就被視為厚唇。厚唇多表現為由於唇組織增厚、紅唇部寬厚凸出、外露過多，通常與遺傳相關，也可能是因為唇黏膜與黏液腺的慢性發炎增生所致。

縮唇手術原理很簡單，即切除紅唇口內側適量的橫向條索狀肌肉和黏膜，改變厚唇形式。簡單來說，就是將多餘的唇組織切除即可。但是大家千萬不要以為縮唇手術原理很簡單，手術起來同樣很簡單。實際上，縮唇手術雖然屬於門診手術，無須住院，但正是考驗一個整形醫生的審美和手術功力。

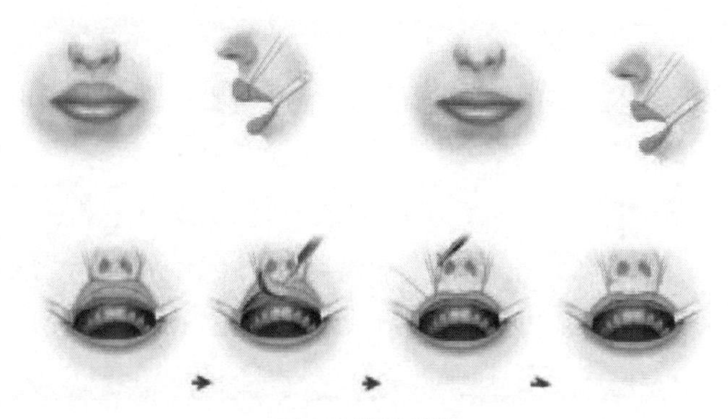

圖 6-3 縮唇手術

首先，手術前需要進行方案設計，切口選在哪裡、如何進行切除、切除多少，都需要一個完整的方案。而且縮唇手術最大的一個優勢是在使唇部變薄的過程中還能使上唇的唇珠明顯，更增加美感。專業的整形醫生會和愛美者面對面溝通後確定最終的方案，在手術流程開始前，先將嘴唇過厚的部分組織進行標記，然後在唇紅內側唇黏膜與口腔黏膜的交接處，設計切口線。

一般，為保證厚唇變薄術後上唇的唇珠明顯，增加美感，切口線會設計成有一定的弧度。

縮唇手術具體的手術基本是在上下唇紅唇皮膚與黏膜交界處，視唇厚程度梭形或鋸齒形適當切除多餘的口腔黏膜和肌肉，然後進行縫合的順序。

縮唇手術的手術時間在一個小時左右，手術完畢後當天即可回家，術後 3 － 5 天開始消腫，手術後一週拆線，10 天基本恢復。除了手術效果之外，厚唇變薄術的優點在於該手術切口疤痕隱蔽在口內，效果理想，自然美觀。

縮唇手術的最終效果和恢復期長短相當程度上取決於愛美者的術後護理。如果護理得當，術後的效果肯定能達到預期方案中設計的那樣，如果不注意護理，即使再厲害的整形專家手術，效果也勢必大打折扣。

縮唇手術術後注意事項為：

1. 術後 3-5 天服用流質飲食，並每天用漱口水，如硼砂、多貝爾氏液，含漱 4-6 次，保證口腔內清潔；
2. 術後每天用藥水擦拭傷口 1-2 次，並塗抗生素藥軟膏，保持清潔防止感染；
3. 術後一週內應減少口唇部活動，禁止誇張表情；
4. 術後 5-7 天拆線，口腔黏膜上的縫線可任其自行脫落或待兩週後再拆除，以免過早拆線而使傷口裂開；
5. 遵從醫囑。按照醫生給你的術後護理去做，有異樣立刻聯絡主治醫師。

03
豐唇整形的迷人之處

有人因為嘴唇太厚而苦惱，同樣，也有更多的人為嘴唇太薄而苦惱。亞洲人向來用美麗的唇部來評定女性是否漂亮，玉面配朱唇是很早就有的講究。唐朝著名詩人崔顥在〈盧姬篇〉中更是寫道：「盧姬少小魏王家，綠鬢紅唇桃李花。」一個美麗的女子就這樣躍然紙上。

西方人在性感嘴唇的追求上也不甘落後：十多年前的《古墓奇兵》中，安潔莉娜扮演的蘿拉以性感、堅強、野性、勇敢等特點成為影壇無法踰越的經典。而安潔莉娜最顯著的特徵之一就是性感的厚嘴唇。

所以，人們為了嘴唇變得性感，可謂花費很多心思。曾經網路上流行過一個很紅的快速豐唇工具，號稱只要吸在嘴巴上一段時間，就可以達到豐唇的效果。

還有各種層出不窮的豐唇工具讓人跌破眼鏡。其實，市面上流行的大多數的豐唇工具，不管是夾子還是其他東西，都是透過物理刺激來讓嘴唇變厚，這種東西維持時間短不說，更容易破壞唇部組織，所以大家要慎重選擇。

美容醫學範疇中的豐唇主要是採用手術或注射方式。

1. 手術豐唇

手術豐唇方法有著較為長的歷史發展，到現在已經非常成熟，而且豐唇的方式從開始的單一方式革新成為現在多種特色的豐唇方式。我們簡單地把一些手術豐唇的方法介紹給大家。

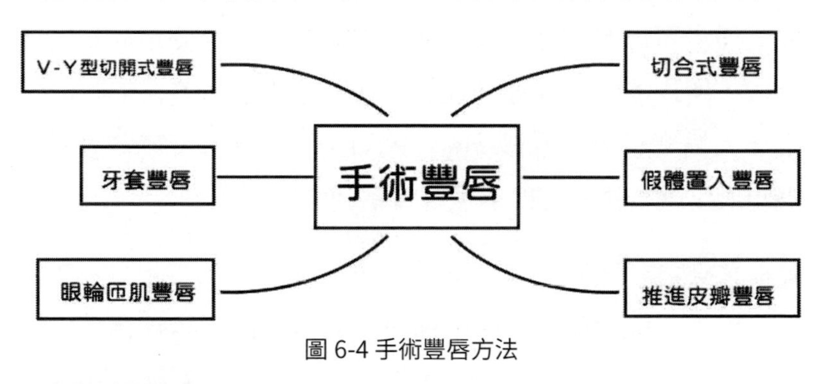

圖 6-4 手術豐唇方法

切合式豐唇法

切合式豐唇法是透過手術將內部的唇內外翻出、固定，以增加外顯的唇的厚度。這種方法是最簡單易行的豐唇方式，適用範圍也比較廣。

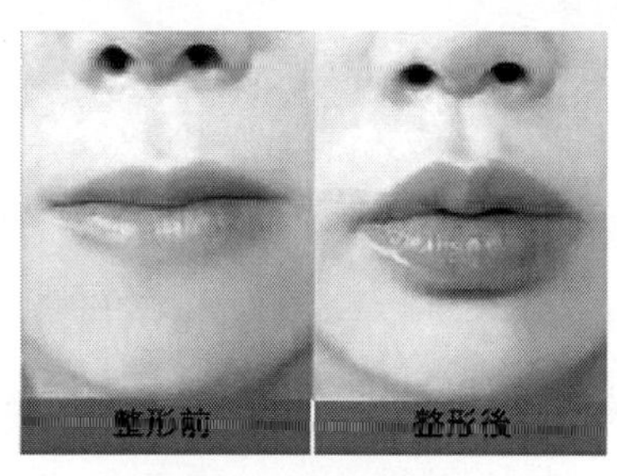

圖 6-5 切合式豐唇法

假體置入豐唇法

主要原理是在口內開一切口，置入假體材料，固定位置後進行縫合。假體置入豐唇法豐唇術的效果是永久的，而且現在成熟的假體豐唇材料和人體有良好的組織相容性，填充到人體內可以有微細的神經血管滲入其中。由於不會為人體吸收，所以能一次性達到理想狀態。這種手術適合那些唇部需要大幅度豐滿而唇部基礎較差的人。假體置入豐唇法的一個小瑕疵是術後唇部的手感會有點硬。

推進皮瓣豐唇法

推進皮瓣豐唇法是將唇部組織做一切口，並將唇周組織推至唇部來達到唇的豐滿狀態的手術。推進皮瓣豐唇法具有一定創傷性，所以更適合有一定畸形、需要大幅度改善唇部的人。也因為這個原因推進皮瓣豐唇法對於醫生的手法和審美等專業素養要求最高，一般醫院已經不推薦這種手術了。

V-Y 切開式豐唇法

V－Y 切開式豐唇法嚴格來說也屬於切合式豐唇法的一種，只是手術是將唇的黏膜位置按「V 形」切開，而在縫合時採取「Y 形」的方式，在西方比較流行。V－Y 切開式豐唇法也比較適合唇部有較大變動的人。

牙套豐唇法

嚴格來說，牙套屬於頜面外科的一類，透過牙套可以達到矯正牙齒形態的目的，牙齒形態矯正後間接達到豐唇的目的。當然，這種方式比較適合牙齒畸形影響到口腔形態者。

眼輪匝肌豐唇法

眼輪匝肌豐唇這種手術是國外的個案，但是很有代表性，是未來探索的一種新型豐唇方式。眼輪匝肌豐唇，顧名思義就是將切除的眼輪匝肌條移植入上唇內進行縫合而達到豐唇的目的。由於眼輪匝肌是人體自身組織，所以縫合後可以和唇部組織較好的相容，不會有排斥反應，也能達到較為理想的豐唇效果。

除了以上六種方式，還有其他類型的手術方法豐唇，但是，我們要提醒大家的是：無論哪種豐唇方式，大家了解即可。在醫院豐唇時提出要求即可，聽你的整形專家為你設計、介紹方案，然後和你的專家進行討論，共同選擇最適合你自己的豐唇方法才是最好的結果。

2. 注射豐唇

注射豐唇按照材料主要分為注射玻尿酸豐唇、注射自體脂肪豐唇、注射膠原蛋白豐唇等方法。

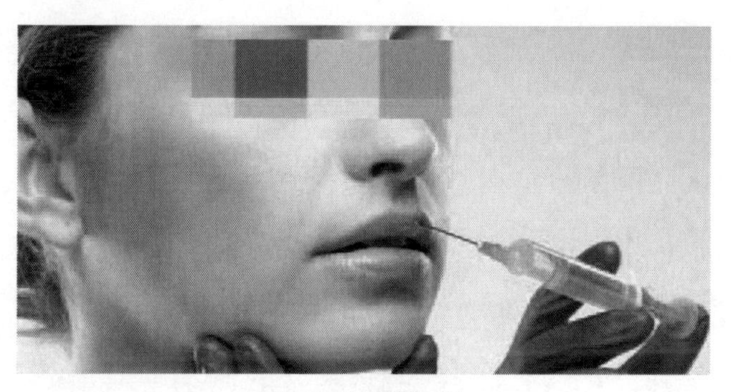

圖 6-6 注射豐唇法

注射玻尿酸豐唇

注射玻尿酸豐唇就是將玻尿酸注射到唇部，達到豐潤唇部的效果。由於玻尿酸是人體本身就存在的成分，安全性可以保證。再加上玻尿酸注射方便、塑形性好、僅針眼大小的傷口、無恢復期等特點，已經成為人們越來越喜歡的一種注射豐唇方式。

值得注意的是，唇部是疼痛神經較敏感的區域，不管是哪種注射方式都會有一定疼痛感。所以，注射玻尿酸豐唇需要先敷麻藥，後注射。有人非常關注玻尿酸豐唇後真實度的問題。比如，他們問道：「玻尿酸豐唇後可以接吻嗎？」

其實，玻尿酸豐唇後效果是比較真實自然的，並不影響接吻。當然，注射玻尿酸豐唇的一個劣勢就是維持時間只有半年左右，有的會長一些，也不過一年左右。

注射自體脂肪豐唇

注射自體脂肪豐唇是比注射玻尿酸豐唇維持時間久的一種注射豐唇方式。自體脂肪注射豐唇是從愛美者自身提取脂肪，然後經過提煉處理後注射到唇部，達到豐唇的目的。

注射自體脂肪豐唇的步驟為：

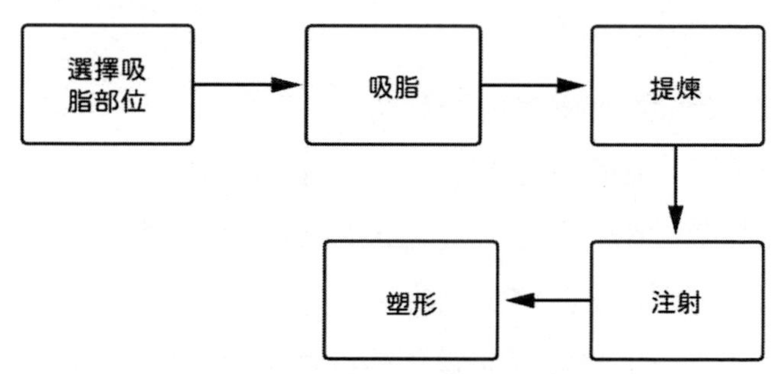

圖 6-7 注射自體脂肪豐唇的步驟

1. 選擇抽脂部位：注射自體脂肪豐唇所選用的脂肪都是取自愛美者的腹部、臀部、大腿內側等脂肪囤積量較多的部位。看診的時候確定吸取脂肪的部位，正式手術時將抽脂部位標記出來。
2. 抽脂：抽脂前對需要進行抽脂部位的麻醉，然後按照方案和標記出來的部位將脂肪吸出來，盛入針管。
3. 提煉：吸出的脂肪要注射，就首先得進行提煉處理，去除組織液部分，並用生理食鹽水將脂肪清洗消毒，以降低注入人體後的感染機率。

4. 注射：注射前同樣需要唇部麻醉，在溼唇（嘴唇在口腔內的部分）靠近嘴角的位置將針管扎入，緩慢地注射自體脂肪。
5. 塑形：注射的自體脂肪很難均勻地推散到整個唇部，所以需要經過按摩等方式將材料均勻推開，或者根據唇部的需要進行塑形。

注射自體脂肪豐唇的優點為：

首先，自體脂肪取自自身，注射後更不會引起人體的內分泌環境的改變，可以完全融於唇部，對嘴唇部組織也不會產生傷害，所以是非常安全的。

其次，注射自體脂肪豐唇後的嘴唇，手感真實，形態美觀，可以達到理想的豐唇效果。

再次，注射自體脂肪豐唇的脂肪顆粒取出也就是抽脂相對來說比較容易，來源豐富，可以滿足豐唇需要。

最後，注射自體脂肪豐唇效果持久，首先注射的脂肪會有一定的吸收率，所以，在注射時往往醫生會多注射一些量，等吸收穩定後就能達到一定的豐唇效果。

因為注射自體脂肪豐唇一次也不能過多量，所以對於有些唇部基礎較差，吸收特別快的人，需要二次注射進行豐唇。

注射膠原蛋白豐唇

注射膠原蛋白豐唇和注射玻尿酸原理和過程都類似，區別就在材料不同而已。和玻尿酸一樣，膠原蛋白也是一種廣泛存在於動物的皮膚、肌腱和其他結締組織中的天然蛋白質。研究顯示，人體皮膚的蛋白 1/3 是膠原蛋白。那注射用的玻尿酸和膠原蛋白有何區別呢？

簡單來說，膠原蛋白主要作用是對皮膚是產生支撐作用，不容易乾癟，而玻尿酸作用是使肌膚的柔滑、滏潤。雖然膠原蛋白也有一定的儲水功能，但差玻尿酸很遠。所以，玻尿酸適用缺乏水分的乾燥皮膚；而膠原蛋白則非常適合衰老、受損的膚質。因此，玻尿酸的受眾廣泛得多。另外，一般來說玻尿酸的維持時間比膠原蛋白更長一些，注射膠原蛋白豐唇一般維持時間為 2 － 6 個月。

選擇膠原蛋白還是玻尿酸豐唇，要看個人的具體情況和專業醫生的建議。

注射膠原蛋白豐唇的一般步驟是：

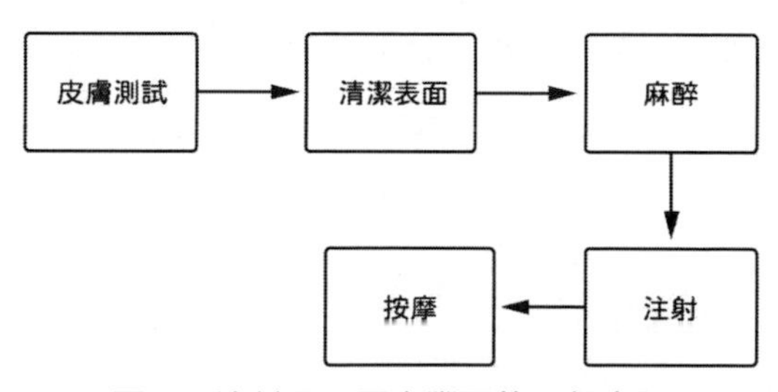

圖 6-8 注射膠原蛋白豐唇的一般步驟

1. 皮膚測試：在接受膠原注射豐唇前需要做皮膚試驗，看愛美者是否過敏、是否有紅斑、硬結、壓痛及腫脹等現象。
2. 清潔臉部：此時愛美者躺在注射室的床位上接受美容師對其臉部進行清潔消毒。
3. 還要用常規碘酊、乙醇消毒。
4. 麻醉：麻醉是注射豐唇前的最後一道程序。
5. 注射：注射過程要有層次、緩慢均勻地進行注射。
6. 按摩：注射後整形醫生需要輕輕按摩注射部位，使進入皮內的膠原均勻分布到皮下方可。

注射膠原蛋白豐唇和注射玻尿酸豐唇一樣，也具有注射簡單、迅速、安全、見效快、無須開刀、無須恢復、無副作用、不會影響正常的工作和手感柔美、形態真實等優勢。但膠原蛋白不能夠注射太多，否則會出現不良反應。所以，膠原蛋白需要多次注射才能保持唇形。

無論是手術豐唇，還是注射方式，都需要到專業的醫院找合格醫生進行看診討論，切忌自己設計方案給自己。廣大愛美者在愛美過程中同時也要懂得這些知識，注意避免被誇大的宣傳所騙。

04
紋唇整形

紋唇屬於紋繡的範疇，嚴格意義上不算美容醫學，但是越來越多的美容醫學診所和門診也在發展這個項目，所以這個項目也可以視為醫療行為。紋唇整形主要適合那些嘴唇無色、唇峰不明顯、唇紅線不清楚、唇緣嚴重缺損不齊想增加唇立體感的人。

紋唇的方式有傳統的永久紋繡和新式半永久紋繡兩種形式。傳統的紋唇技巧是手術時先勾勒出唇廓線，再在施作的部位相應標出五個標記點，即唇谷（中心點）、唇峰（兩側最高點）和唇坡（兩過標誌點），再用顏料注入唇部真皮層組織進行染色，達到給唇部上色、形成唇線、增加唇部立體感的效果。

半永久紋唇是一種新型紋繡式化妝法，相比傳統的永久性紋唇的深度手術，半永久紋唇的色料只停留在表皮內，可以隨著表皮細胞的更新被一點點代謝掉 —— 就是說，要是這次紋眉的效果不滿意，沒關係，可以再做，完全不像永久性紋眉，如果不滿意，只能去用雷射清洗。

此外，永久性紋眉時間久了之後顏色可能會變為青色或深藍，半永久紋眉也很好地規避了這個問題。

不管是美容院還是醫療機構，很多宣傳都稱半永久「採用純天然色素，絕對不會引起任何不良反應」，這種宣傳有些誇張。實際上不管是永久還是半永久，只要是置入人體內的色料，都可能引起人體的免疫反應。

不過大家也不要怕，只要選取真正的天然色素材料並且手術得當、色料品質過關，半永久紋唇還是安全有效的。不過，謹慎起見，以下人群還是應該盡量避免：妊娠／哺乳期婦女、疤痕體質者、經期女性、口服抗凝藥物者或凝血功能異常者、糖尿病患者、手術區有敏感性皮膚者、臉部皮炎患者、激素依賴性皮炎患者、脂漏性皮膚炎患者、痤瘡炎性丘疹患者、血管瘤患者、皮脂腺囊腫患者等。

半永久紋唇的基本步驟為：

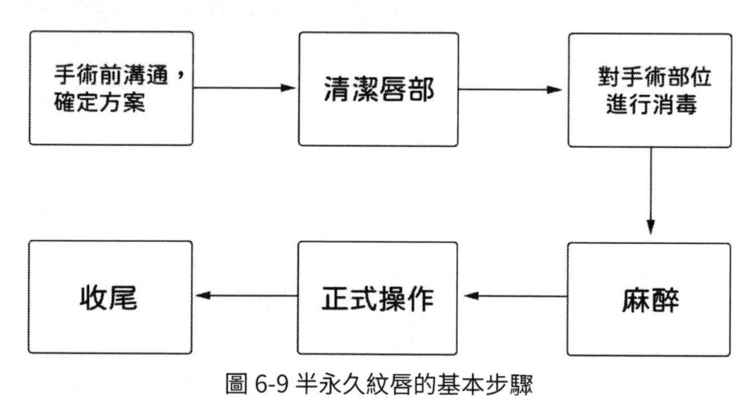

圖 6-9 半永久紋唇的基本步驟

1. 手術前溝通，確定方案

半永久紋唇雖然並不是執業醫生來手術，但還是要盡量選擇有經驗的專業紋繡師來手術，這樣可以把握審美和手術技術。在手術前，紋繡師和愛美者要深入溝通討論唇部紋繡的方案，看是要解決唇部上色問題、矯正唇形問題還是對唇線有其他要求，然後共同確定半永久紋唇的基本方案。

2. 清潔唇臉部

在正式開始手術前，首先要對施作部位，即唇部和周邊區域進行清潔，特別是對於唇部的一些化妝品殘留及分泌的油脂等要清潔乾淨，這樣才能保證上色效果。因為唇部黏膜組織分為乾唇和溼唇兩部分，溼唇部分是純粹的黏膜組織，而乾唇部分由皮膚逐漸向黏膜組織過渡，由表皮漸變為黏膜。因此，在乾唇上常常會殘存不少角質層細胞和透明層細胞。而紋唇只紋乾唇部分，由於乾唇上殘存的角質層細胞有隔離作用，而且多數人唇面上有殘存的唇膏也會影響到手術，因此這部分乾唇上的角質層雜質也必須進行清潔清理。

3. 對施作部位進行消毒

唇部清潔完畢後，還需對其進行消毒處理。半永久紋唇前的消毒可以分為口腔消毒和口周消毒。手術的是唇部，為什麼還要對口腔內進行消毒呢？因為人的口腔內含有大量的細菌和病毒，病毒要靠細菌的協同才會感染人體，如果紋唇前將口腔內的病菌殺滅，就能把紋唇後的細菌和病毒感染率降至 1‰以下。

口腔消毒方法很簡單，用唇部清潔液含漱即可。口周消毒是用優碘進行唇紅部及口周消毒，一般優碘不需要脫碘。

4. 麻醉

半永久紋唇手術中會有一些刺痛，因此需要敷麻藥半個小時左右後方可正式手術。

5. 正式手術

正式開始紋唇，就是按照設計好並和愛美者最終確認過的唇線進行上色。順序是先紋唇線再紋全唇。

6. 收尾

正式手術完畢後半個小時，就可以將唇部多餘的色料清除乾淨，然後看看哪裡沒有達到效果，對著色不均勻的部位進行補色，此時既不滲血又不滲液，又有相應的針頭密度，是最好的補色時機。

半永久紋唇後需要塗抹一些防止疤痕的藥膏，然後唇部會有一個返色的過程。如果返色、結痂、掉痂後效果不佳，還需要二次補色，但也有人一次達到理想效果，這主要看個人機體對色素的吸收清理。

半永久紋唇後的其他注意事項也比較簡單：

1. 手術後每天可以正常洗臉，但不要用力揉搓唇部，也不要在唇部使用清潔臉部乳；
2. 定時塗抹紅黴素軟膏 3-5 天，保持唇部溼潤，及時吃消炎藥，適當忌口；
3. 術後一週內禁止蒸三溫暖，也不要長時間泡在水裡，禁忌菸酒；
4. 一週內唇部結痂會有紅腫、癢的感覺，這屬於正常現象，不要用手去摳或撓。
5. 術後一週不要塗唇膏或唇彩。

最後，想糾正一個關於半永久紋唇的迷思：半永久紋唇不是讓唇部變得飽滿的整形或美容醫學治療行為，而是對唇色、唇線染色，讓其變得有立體感、更美觀而已。所以，大家不要有不切實際的期望，免得術後造成糾紛。

05
唇部縮小整形

美麗的臉龐一定是唇部大小與臉部大小協調的，櫻桃小口不一定適合所有人，而唇部過大也會影響到整個臉部美觀。唇部過大可以透過口裂過大整形手術或縮人中手術這樣的唇部縮小整形手術來進行矯正。

1. 口裂過大整形手術

如果嘴唇部過大，可採用口裂過大整形手術，同時在口角的黏膜和皮膚交界處切除一小塊菱形組織，使口形縮小。

在進行口裂過大整形手術之前，愛美者一定要讓主治醫師對自己唇部過大的具體情況做精準判斷，看是由於上嘴唇組織太長、太厚、太大、無弓形曲線和下嘴唇比上嘴唇向前凸出等物理畸形情況，還是血管瘤、淋巴管瘤、齒槽嵴畸形或下顎前凸等疾病症狀造成的唇部過大。

如果是前者，則可行口裂過大整形手術；如果是後者，要先在其他對應科室進行疾病的診治，治癒後可按具體情況再行整形手術。

口裂過大整形手術手術前準備：手術前看診，愛美者與整形專家詳細地溝通，確定最終切口選擇和改善目標。

口裂過大整形手術過程：手術以區域性麻醉進行，麻醉後醫護人員對施作部位進行消毒處理後專家開始手術。從設計好要取的組織上劃刀取下組織，並縫合傷口。

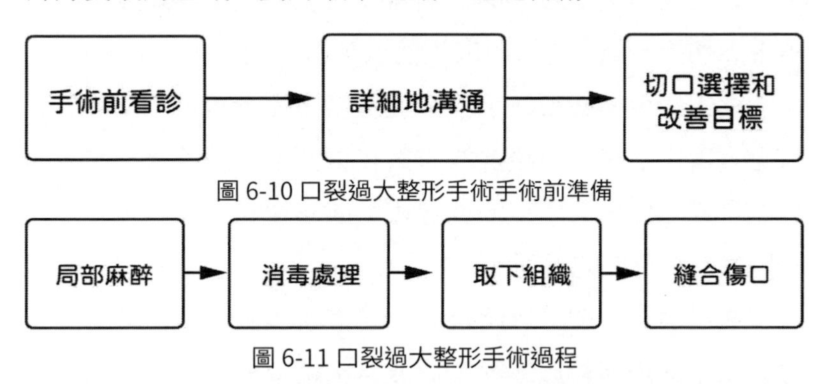

圖 6-10 口裂過大整形手術手術前準備

圖 6-11 口裂過大整形手術過程

口裂過大整形手術術後調整：手術完成後，醫生需再度確認唇形輪廓，以達到整形方案中設計的唇部曲線。

口裂過大整形手術術後注意事項：和其他唇部整形手術一樣，口裂過大整形手術術後要注意對唇部的保護，如禁菸酒、前三天飲流質食物、預防感染、手術後一週左右拆線、勤漱口、不做誇張表情等。

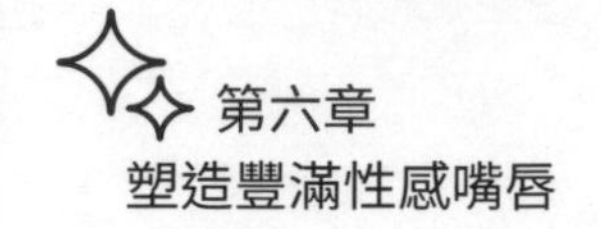

2. 縮人中手術

如果愛美者的嘴唇過長，可行縮人中手術。具體的手術矯正方案有兩種：第一種是在口嘴唇和鼻底的交界處做切口，切除一條全層的上嘴唇組織，使上嘴唇向上縮短；第二種是在上嘴唇的下方，即紅嘴唇和白嘴唇的交界處按朱緣弓的形態切除一條皮膚和肌肉，使上嘴唇縮短。

縮人中手術必須在手術前經過精密測量後，經過設計，確定方案。然後按照設計的方案和標記進行切除縫合，手術極為單純。此外，切口的位置盡可能選擇在黏膜區，這樣可以將疤痕做更好的處理。

透過縮唇手術可以讓唇部形態恢復美觀，讓愛美者擁有夢寐以求的美麗唇形。對於需要唇部縮小的愛美者，在進行唇部縮小整形時，如果有嘴唇過厚等問題也可以同時進行矯正解決。在此提醒廣大愛美者，手術都是存在風險的，所以，做唇部縮小整形手術一定要選擇合格醫院，這樣才能達到理想的效果。

06
嘴角整形之打造美麗微笑

美容醫學隨著時間的推進項目也在適合愛美者需求而進行擴寬和創新，比如，近年流行的新詞「微笑整形」就是代表。「微笑整形」就是口角整形（嘴角整形、嘴角上揚），主要是透過手術來提升嘴角弧度，使嘴角微微上揚。透過這種整形方法，愛美者在術後即使沒有笑容，但乍看之下也好似在微笑，能讓人留下自然、親切的美好印象。所以，口角整形越來越受愛美者特別是廣大女性朋友的關注。

嘴角上揚整形主要適合嘴角會有微微下垂的人，這些或是上唇的本身結構造成的上唇中央高、兩側低的下垂形態，或是隨著年齡增長出現的衰老性下垂和長期緊張狀態下兩邊唇角下方的肌肉收縮過度，造成的嘴角下扯現象。

下垂的嘴角會影響整個臉部的協調，讓人看起來刻板老氣。透過嘴角上揚整形，可以有效地改善嘴角的形態和弧度，使得嘴角上揚，笑起來的時候擁有一個完美的微笑弧度。

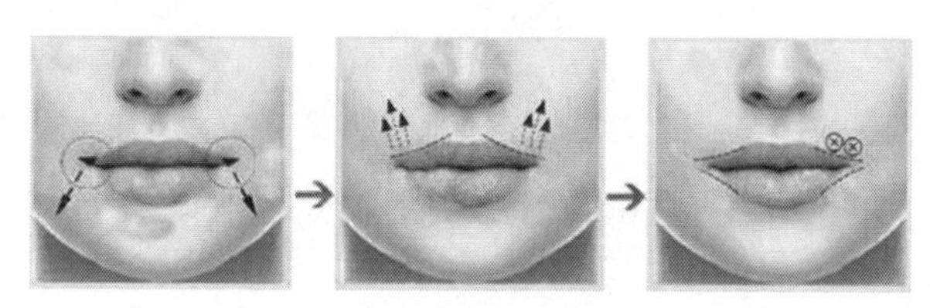

圖 6-12 嘴角上揚整形

嘴角上揚整形手術在國外被稱為「Smile Lipt」，其中 Lipt 是 lip（嘴唇）和 lift（提升）結合在一起。手術的原理也比較簡單，是先在嘴角處設計一個小切口，將兩邊嘴角向上提後進行縫合即可。但是這種整形手術最關鍵是確定口角的切口位置以及對兩側口角對稱的設計，這是達到理想效果的基本條件。

具體的手術過程是：

1. 經過充分的手術前溝通並完成手術前設計後，按照設計切除嘴角兩邊呈三角形的皮膚，減弱牽引嘴角向下的肌肉力量；
2. 透過精細手術調整嘴角兩邊肌肉的移動方向，使其為上揚嘴角提供支撐；
3. 透過精細縫合，製造出預期的嘴角上揚模樣。

嘴角上揚整形手術後的注意事項和其他唇部整形類似，在此不多贅述。在此想提醒的是，目前嘴角上揚手術由於應用案例少、沒有廣泛發展等問題，技術成熟度比不上像厚唇、薄唇整形的手術，所以你在醫院和醫生的選擇上要特別慎重，而且要多多聽取專家的專業分析。

嘴角上揚整形除了手術，還可以透過聯合注射達到一定的效果。聯合注射上提嘴角主要是透過口角處玻尿酸注射以填充抬高口角和透過在降口角肌注射適量肉毒桿菌阻斷神經肌肉傳導的雙重作用來控制嘴角下垂，使其達到上揚的效果。聯合注射上提嘴角術目前對醫生的要求也特別高，並不是每個醫生都能操作得當，所以選擇這種方式時也需謹慎小心。

雖然整形技術在不斷發展，唇部整形的項目也越來越多，但我們還是要對愛美者說，不要一味地追求所謂的完美唇形，嘴唇單獨看是個體，但整體看也只是臉部的一部分。你在唇部整形時候也必須考慮到臉部的整體協調，整體的協調往往比單獨一處的完美更加重要。因此在進行唇部整形之前，你一定要和你的整形醫生一起共同選擇最適合的唇形，適合自己的才是最美的！

07
酒窩再造，唇部整形的藝術

前文提到過，蘋果肌、臥蠶、小酒窩，被人們稱為青春美女的三大標準配備。的確，一對酒窩會為女性平添幾多嫵媚，一顰一笑之間，顯得活潑可愛，魅力倍增。早在唐代，當時的婦女就意識到酒窩的重要性，她們在化妝時會在嘴角處加兩小點胭脂，取「兩頰點妝靨」之意，彷彿「酒窩」一般。

酒窩，學名面靨，是指臉部皮膚上的小凹陷，多在臉上出現笑容時伴隨出現，所以酒窩又稱笑窩。據相關數據調查，東方民族自然酒窩出現率約為 1：18。

人臉部的酒窩並不是所有人都有兩個，少則一個，多則五個，很多人還有不對稱的情況。

酒窩可以分成圓形、橢圓形及裂隙形三種類型。多數分布在臉頰，口角旁也會比較常見，甚至有部分人的酒窩會出現在顴部、頦部，但這樣的人是少數。

想想看，當臉部出現微笑時，表情肌收縮，兩臉頰上便各出現一個淺淺的陷窩，這就是多少女性夢寐以求的樣子。

想有酒窩必備兩大條件：臉頰肌肉比較豐滿，面肌與皮膚之間有纖維條索帶連繫。所以，酒窩成形術（酒窩再造術）的原理是在臉頰部特定的部位，用手術的方式形成真皮與笑肌黏連而形成酒窩。簡而言之，就在愛美者的口腔裡，用特殊器械及縫線，把真皮和笑肌黏連起來，形成酒窩。

酒窩再造術在手術上可以劃分為兩大類：皮下結紮法和口內切開法。

1. 皮下結紮法酒窩再造術

皮下結紮法酒窩再造術又稱縫紮法或縫線法，主要手術方法是直接在臉頰酒窩的位置上，用絲線縫紮使肌肉和真皮相連形成陷窩。

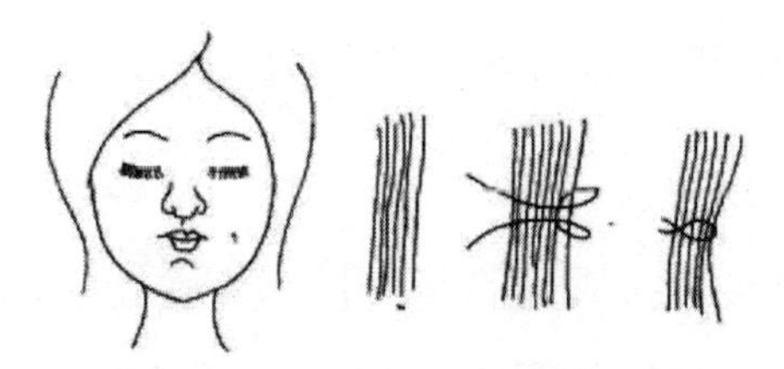

圖 6-13 皮下結紮法酒窩再造術

皮下結紮法酒窩再造術的具體步驟為：

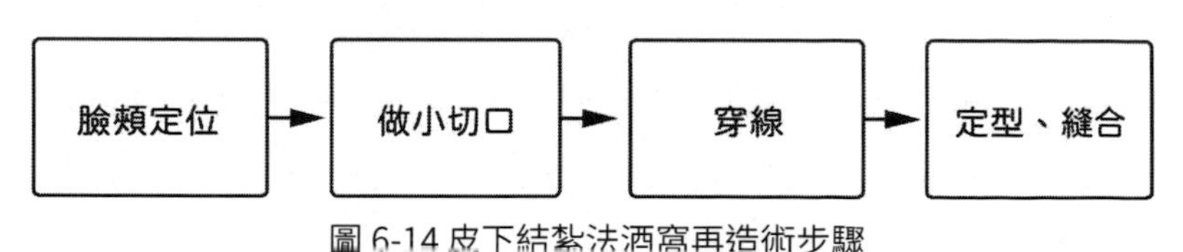

圖 6-14 皮下結紮法酒窩再造術步驟

臉頰定位

酒窩再造的部位通常在以口角的橫線與外眥的垂線相交點，選取好位置後可以用線標記。

做小切口

按照設計的方案定好位置後，醫生就在標記點口內黏膜與皮膚定點相對部位做一個公釐級別的微小切口。

穿線

用絲線由口內切口頂端刺入，在臉頰皮膚定點頂端穿出。同時，將線由皮膚穿出點再刺入皮膚內，並在真皮層中穿入後再穿出皮膚。此後由設計點的第二穿出點再刺入皮膚，至黏膜切口的底部穿出，然後牽拉針線。

定型，縫合

絲線穿出後再拉緊縫合線，臉頰就會出現一個明顯的凹窩，這個時候就可以將縫線打結。再將口腔黏膜稍微分離，仔細縫合兩針手術就結束了。

皮下結紮法酒窩再造術的最大優勢就是手術簡單易行，外表不做手術切口，看不到疤痕。但由於臉部兩側酒窩難以使大小、形狀、深淺完全對稱，故一般只做一側。而且該法對頰部脂肪較多者基本無效。

2. 口內切開法酒窩再造術

口內切開法酒窩再造術是在口腔內的頰黏膜上，做一微小豎切口，然後分離黏膜和肌肉，剪除少量的肌肉和脂肪組織，在切口內將部分肌肉和真皮縫合起來，使相應的皮膚上形成一淺凹，再縫合黏膜。

口內切開法酒窩再造術是最常採用的酒窩再造方法，其具體步驟如下：

標記定點

口內切開法酒窩再造術的切口設計和選擇與皮下結紮法類似，設計好切口後用工具標出手術的位置。

消毒與麻醉

標記好位置後先用 1‰殺菌劑消毒皮膚及口腔，然後需要在手術施行區域性浸潤麻醉並直達對應的頰黏膜。

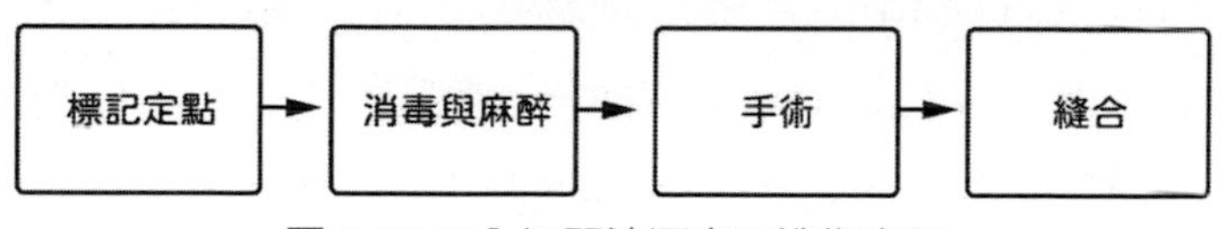

圖 6-15 口內切開法酒窩再造術步驟

手術

具體手術方法為先在臉頰部標記位置的口腔內相對位置，做橫形微小切口並用止血鉗分離切口，夾出一條頰肌肉纖維。然後確認夾住肌肉纖維無肌肉抽動，切除一塊肌肉纖維。

縫合

切除肌肉纖維後用特定絲線將頰黏膜與臉頰定點的皮下真皮層和黏膜切口縫合即可。

口內切開法酒窩再造術有幾個顯著的優勢：

1. 透過口內切開法不但可以塑造酒窩，還可以去除多餘脂肪或肌肉，讓臉部更有立體感，一舉兩得。
2. 口內切開法酒窩再造術的切口是在口腔內做的，因此在外觀上看不到疤痕。
3. 透過口內切開法酒窩再造術形成的酒窩比較穩定。

酒窩再造術術後注意事項：

1. 術後注意冰敷處理，不但術後唇部要冰敷 30-60 分鐘，而且在術後要 3 天內每天冰敷 3-4 次，每次要達到 30-60 分鐘。
2. 術後要注意口腔清潔。因為酒窩再造術的切口都在口內，所以術後口腔內的清潔一定要注意。術後當天可進冷流質食物，進食後一定要注意漱口。2 天後正常飲食，但術後 1 週內每次飲食後都需漱口進行口腔內清潔。
3. 忌菸酒，忌臉部誇張表情，最好前三天不要刷牙，用漱口水代替。
4. 要知道一些術後正常反應。如術後當晚可能會較疼痛，可以服用止疼藥或安眠藥幫助睡眠。還有酒窩再造術後術區出現水腫、青紫、瘀血等情況都屬於正常現象，這些現象都會逐漸消退，愛美者可服用消腫藥或熱敷。

5. 因為酒窩再造術都是口內縫線，縫的線都是可吸收線，所以一般無須拆線。
6. 其他注意事項或複查檢查安排聽從醫生安排。

酒窩再造術並不是適合於每個人，而且不能保證每例手術都能達到理想的效果。如口內切開法有時會損傷顏面神經和腮腺導管；縫合法有時會出現酒窩太小的情況；還有就是術後早期可能會出現表情僵硬不自然的情況，需要 2 － 3 個月甚至更久的時間逐漸恢復。

而且有些人術後會出現區域性結節、腫脹、疼痛的線結反應，這些情況去合格醫院尋求專業整形醫生的幫助是必要的，但也需要充分了解自身的個體情況。這就需要大家在手術前溝通中一定要仔細聆聽醫生的分析，充分了解手術方案的併發症和副作用。

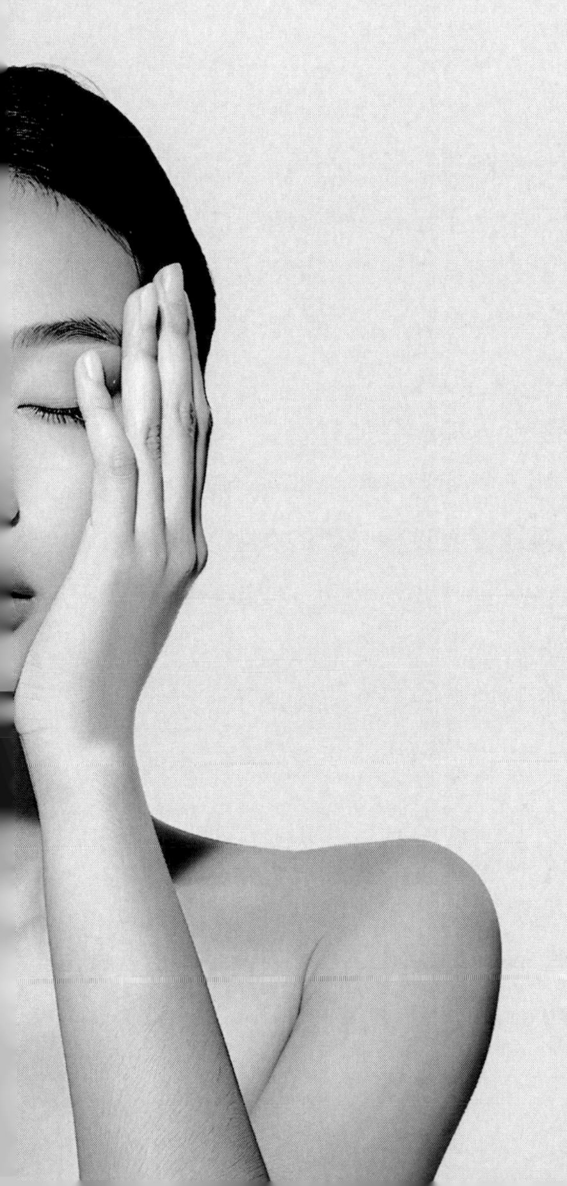

第七章

完美下巴的追求

01
改善短下巴的整形技巧

尖下巴已經成為當今時代搭配瓜子臉的必備，這樣的搭配確實讓臉部顯得更加甜美迷人。下巴需要與臉型相配，這已經成為所有愛美人士的共識。因為美麗的形象總是協調、對稱，而下巴占據臉部五分之一的區域，如果下巴不好看，臉部的長相也會急遽下降。

日本美容外科專家就曾對女性面顱骨進行研究，結果發現：那些被公認為美麗的女性，其面顱骨發育都十分健康，尤其是下巴骨的發育也極為發達；而長相一般的女性，其面顱骨也都發育欠佳，下巴骨普遍呈現收縮狀態，使得臉部缺乏立體感。

如果下巴過短的話，整個臉部都會看起來極為不和諧，給人失調的感覺，即使五官長得十分精緻，也會因為短下巴而產生缺憾。

從醫學上來看，短下巴其實是一種下顎骨發育障礙的表現。由於下顎骨發育障礙，會導致整個下巴區域呈現出後縮的狀態，就會顯得下巴較短。在極端情況下，下巴過短，就會顯得鼻部過於凸出，甚至出現鳥嘴樣的畸形。

在一般情況下，人們一般不會注重下巴的美感。但其實，現代美學認為，在鼻尖與下巴尖之間存在一個「美的平面」，將兩點連線之後，如果唇部不超過這條線就會產生美感，否則就會影響到臉部的美麗。

因此，如果下巴缺陷不嚴重，很多人都會忽視。相比而言，她們更重視眼部和鼻部的美麗，很多愛美者習慣做鼻部整形，尤其喜歡增高鼻梁。但需要注意的是，如果本身下巴較短，在增高鼻梁而不考慮下巴的情況下，下巴就會更顯短小，不僅不會增加長相，反而可能使下巴處的缺陷更加明顯。

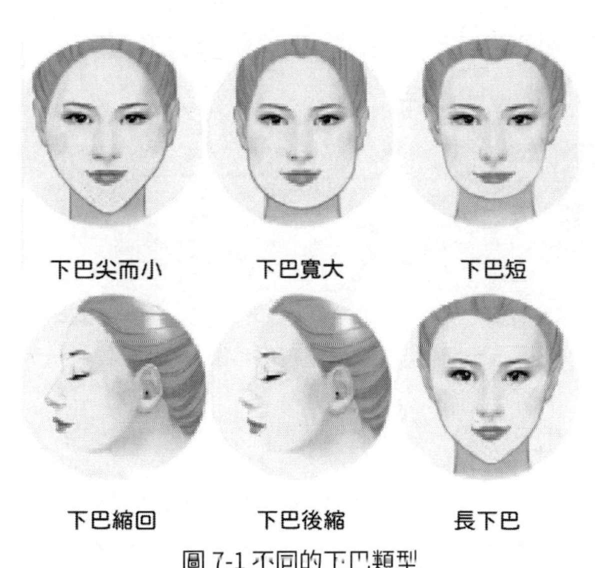

圖 7-1 不同的下巴類型

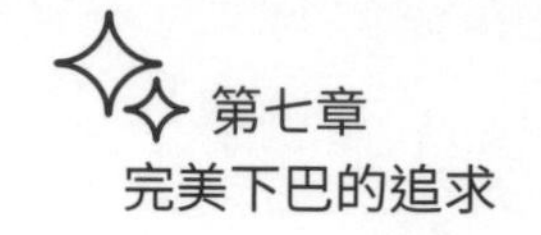

那麼，針對下巴短小，究竟應該如何處理呢？其實也很簡單，只需選擇墊下巴手術即可。在墊下巴手術中，既可以選擇自身骨組織作為填充物，也可以選用矽膠假體等人工材料，將其增高或使其上翹，讓下巴更加充盈，從而改善臉部比例失調的情況，美化臉部輪廓。

在各種材料中，由於矽膠來源更加便利、價格較低，而且造型雕刻容易、相容性好，對組織的刺激也較小，因此，矽膠假體也成為最常用的墊下巴填充物。

墊下巴手術的具體手術過程並不複雜：依據每個人下巴的外形以及後縮程度，整形醫生會先對矽膠假體進行雕刻。在具體手術過程中，其手術切口則分為口內切口和口外切口，也由此形成兩種手術方法。

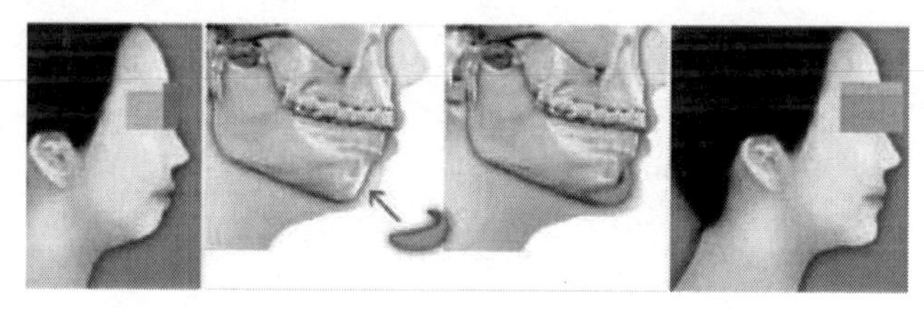

圖 7-2 墊下巴手術

1. 口內切口法

手術切口選擇在下唇牙齦溝內，因此從外表完全看不出手術痕跡，很多年輕愛美者都傾向於使用這種手術方法。在手術當中，整形醫生會在手術部位其切開 1.5 － 2 公分的切口，並將下顎骨骨膜逐層剝離，形成一個口袋形狀的傷口，該傷口深度不會超過下顎下緣，之後再將手術前準備好的假體植入其中並進行固定縫合，整個手術即完成。

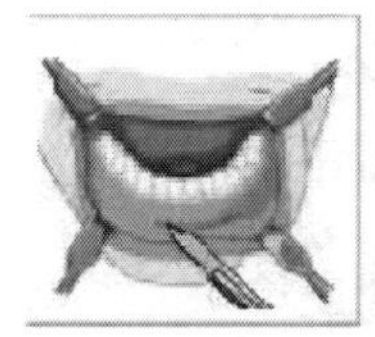
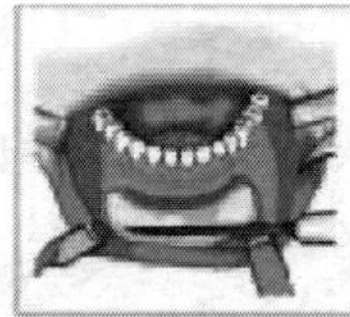
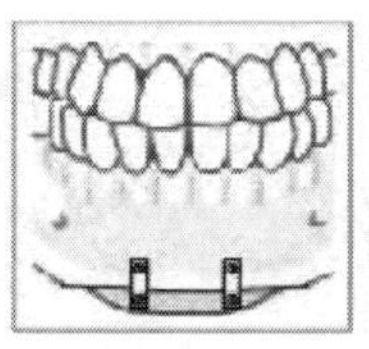
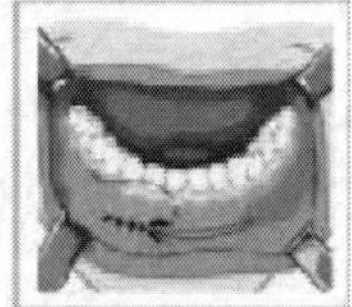

圖 7-3 口內切口法

2. 口外切口法

其手術切口則選擇在頜下 2 － 3 公分處，整形醫生在此切開一個 2 － 2.5 公分左右的弧形切口，再逐層分離肌肉直達下顎骨骨膜，分離腔隙後即可植入填充物。

這種手術方法的切口雖然在外部，但術後的切口痕跡也並不明顯，但它卻有個極大的優勢。對於很多愛美者而言，下巴通常由一個巨大的缺陷，即雙下巴。

在使用口外切口法時，美容醫生也可以將下巴內的脂肪經過手術翻轉，移動到下巴前方，既能消除雙下巴，也能增加下巴凸起度，可謂一舉兩得。

無論採用哪種方法，由於手術會產生切口，因此術後也會出現腫脹的情況，微笑或談話時都可能產生不適感，這屬於正常現象。一般術後一週左右，就可以拆線，愛美者也可以恢復正常工作，但因為體質原因，有些人則可能需要 2 － 3 週。而想要完全恢復，則需要 1 － 3 個月的時間。

為了讓墊下巴手術達到最理想的效果，愛美者也應當做好護理工作：

1. 如果手術部位出現區域性腫脹，可以採用冰敷的方法，緩解腫脹造成的不適感。
2. 植入假體之後，下巴處必然會出現輕微的不適感，可以使用彈性繃帶緩解不適感，並保持假體固定；與此同時，也要避免手術部位用力，防止出現假體位移的現象。
3. 因為切口的存在，愛美者也要遵循醫囑服用抗生素 3-5 天，以免切口出現感染；此外，如果採用口內切口法還要注意口腔衛生，在術後初期，飲食可以流質食物為主。

除了植入各種人工材料假體或自體脂肪之外，想要解決短下巴缺陷，還有一個更加簡單迅速的方法，那就是玻尿酸注射。相比於傳統的植入法，玻尿酸注射無須切開皮膚組織，只需在預定部位注射玻尿酸即可，這也是真正的無創墊下巴方式。

玻尿酸的學名為透明質酸（Hyaluronic acid，簡稱 HA），作為一種高分子多醣，它廣泛存在於脊椎動物體內，如脊椎動物的結締組織、黏液組織都存在這種物質，在人類皮膚的真皮層中，玻尿酸也扮演著基質的重要角色，對於生物組織具有重大作用。

而玻尿酸本身也具有不水溶性、低代謝率、不易於在組織內轉移等特性，因此，在美容行業的發展中，玻尿酸開始被廣泛運用於軟組織填充，其中自然也包括解決短下巴問題的墊下巴手術。

注射玻尿酸時，使用的玻尿酸都經過純化，注入後能夠與人體原有的成分相融合，皮膚也會隨之出現膨脹。此時，整形醫生則可以根據預先設計的形狀，直接捏出適合的下巴。

玻尿酸注射最大的特點就在於簡單迅速、無手術切口且效果顯著，其副作用也很小。在注射之後，愛美者也可以立刻投入到正常的工作或學習當中，只需遵守醫生叮嚀的各種術後注意事項，則無須恢復期。

基於玻尿酸本身的特性，大家在術後一定要注意以下事項：

1. 注射後 6 小時內，應避免接觸注射區域，以免變形。此段時間，如需要對該部位進行清潔，一定要注意動作輕柔。
2. 注射後，盡量處於常溫環境當中，避免處於炎熱或寒冷的環境中，注射區域切忌曝晒。

3. 注射後一週內，要避免下巴受到外力碰撞，以免造成變形或歪斜。

根據個人體質的不同，有些愛美者在術後，可能會出現注射區域紅腫瘀青的情況，也可能會使皮膚產生顆粒感，但這種情況基本在一週之後都會消失。

玻尿酸注射雖然優勢明顯，但要注意的是，由於玻尿酸會被人體自然吸收，因此，其效果一般只能維持 6 － 12 個月。為了延長玻尿酸注射的效果，愛美者可以一口氣注射多次，這樣一來，效果就能維持 1 － 2 年。

針對短下巴的整形，大致可分為植入法和注射法兩種，因為所用材料的不同，又衍生出各種不同的整形手法。雖然注射法更為方便迅速，但愛美者也要明白兩者的區別，選擇更適合自己的方法：

表 7-1 植入法和注射法優劣勢比較

	植入法	注射法
應用範圍	普遍適用於各種短下巴缺陷	範圍很小
塑性效果	效果明顯，能夠長久保持效果	效果較小，維持時間較短
身體傷口	存在手術切口，會對人體產生較大的傷害，可能會出現併發症，需要一段時間的恢復期	幾乎沒傷口，副作用小，幾乎不需要恢復期

首先，在應用範圍方面，注射法的應用範圍其實很小，只有當短下巴程度較低時，才適合使用注射法；而植入法則普遍適用於各種短下巴缺陷。

其次，在塑形性效果方面，注射法的塑形性效果較小，而且維持時間較短；植入法則更容易產生明顯的效果，而且能夠長久保持效果。

也有專家認為，除非短下巴缺陷較為輕微，否則，在大多數情況下，愛美者最好都採用植入法。因為無論是玻尿酸，還是其他注射物，都是凝膠狀的物質，因此在注射之後一般呈現圓形，而無法形成下巴凸起的支撐力，這就使得注射之後，下巴容易出現圓鈍或垂墜的外形，顯得不夠清秀爽朗。

最後，在傷口方面，注射法幾乎沒有傷口，副作用小，幾乎不需要恢復期，對於愛美者的工作生活影響也很小；植入法則因為存在手術切口，會對人體產生較大的傷害，可能會出現併發症，因此需要一段時間的恢復期。

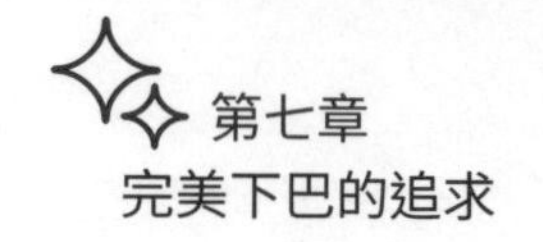

02
墊下巴手術，塑造完美臉型

隨著愛美人士的不斷增多，下巴也越來越受到人們的關注。事實上，一個完美的下巴，確實能夠提升臉部的曲線美，而且也能對臉型調整形成明顯的作用，而短下巴、寬下巴、長下巴等情況，都可能模糊臉部輪廓。

然而，一個完美的下巴並不一定是尖下巴，其實，每種下巴都會給人不同的觀感，關鍵在於是否適合自身，從而凸出你的美麗。正如前文所說，相比於注射法，以植入法為核心的墊下巴術效果更明顯且持久，也適用於更多的愛美需求，合理使用墊下巴術，可以讓臉型更完美。

位於臉部下方的下巴，是整個臉部的下點，也由此形成臉部輪廓的主要線條。下巴上方與下唇相連線，左右兩側則於臉頰相延續，對整個容貌輪廓美發揮著至關重要的作用。事實上，臉型的確定在很大程度上，都取決於下巴的大小和形態。除此之外，下巴也與嘴唇、鼻部一起，形成臉部的側面凸度和整體的立體感。

下巴的形態，也被看作是個人性格的外部特徵。一般而言，後縮而發育不良的下巴，即短下巴，易被看作膽怯、優柔寡斷的象徵；而微微上翹、發育良好的下巴，則讓人看起來勇敢、果斷。

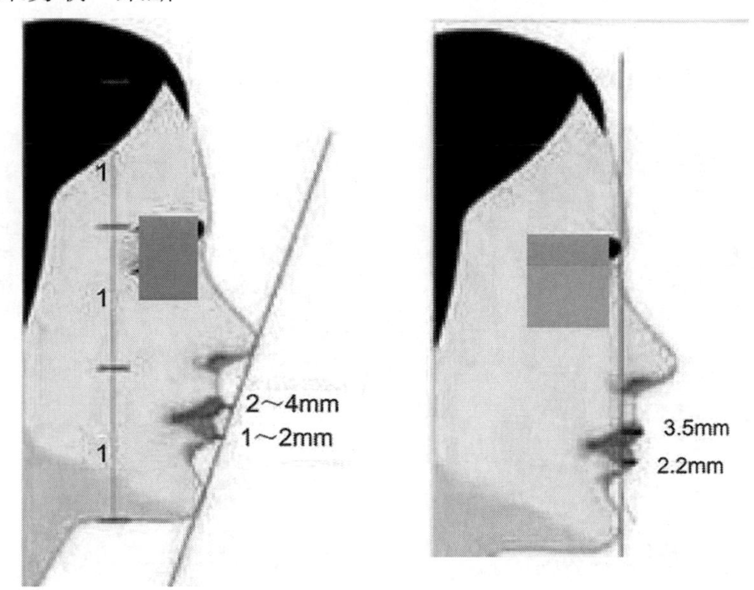

圖 7-4 下巴形狀衡量

因此，只有一個完美的下巴，才能讓臉型更加完美，將長相提升到新高度。

下巴究竟怎樣才能稱作完美呢？這需要從高、寬、深三個方面來衡量。

首先，下巴高度。根據「三庭五眼」的臉部黃金比例，下巴位於臉部「三庭」中的「下庭」。按照「三庭五眼」的比例要求，下巴應與額頭、鼻尖共同構成臉部的三大高點。而單就「下庭」來看，又能夠以口裂、頦唇溝為平行線，再分為三等分，唇部與下巴的高度比例，應該保持在 1 ： 2 左右，女性比例則應當略小。

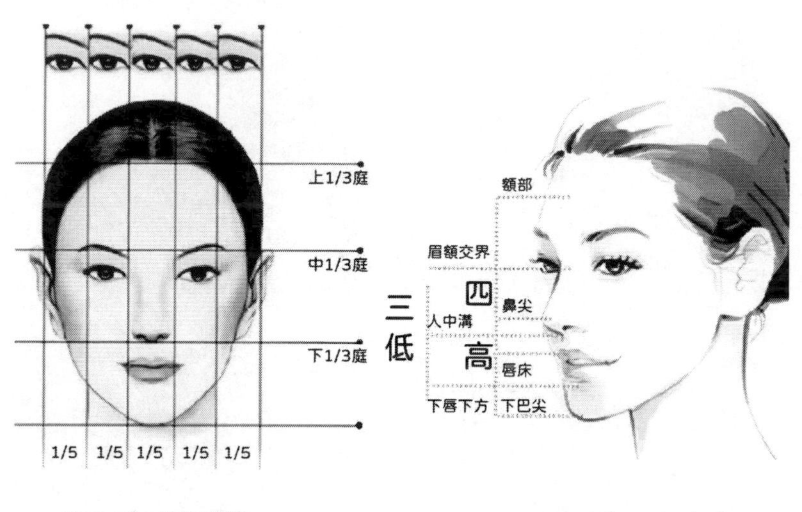

圖 7-5 「三庭五眼」中下巴的比例

其次，下巴凸度。臉部的立體感，能夠透過側臉完美展示，而側臉上，最為凸出的就是鼻部，其次就是下巴，一個微微上翹的下巴，能夠極大地提升側臉的立體感，如何衡量下巴的凸度呢？只需在側臉上，以鼻根和眼眶下緣兩點做兩根垂線，如果下巴位於兩垂線之間則為正常；如向前超過鼻根垂線，則為前凸；如後縮超過眼眶下緣垂線，則為後縮。理想的下巴凸度，應該輕貼在鼻根垂線。

最後，頦唇溝深度。同樣從側面來看，頦唇溝深度就是從唇溝至下巴前點的水平距離。與外國人相比，亞洲人的頦唇溝一般較深，男性約為 13 公釐，女性約為 7 公釐。頦唇溝較深，則能夠讓下巴顯得更加凸出，也能讓整個臉部輪廓更加清晰明朗。

完美的下巴沒有絕對值可供參考，關鍵還在於下巴與整個臉部的相配程度。

臉部五官是一個整體，即使下巴再美麗，如果與臉型、五官不相配，仍然是長相的一大敗筆。在同行看來，在整個臉部五官中，下巴與鼻部、唇部關係最為密切，三者的位置關係是否協調，直接決定了側臉的輪廓美。

三者的位置關係應該如何呢？愛美者可以藉助兩種審美平面觀察自身：

其一，美觀線（Esthetic Line）將鼻尖與下巴前點連成一條直線，分別測量上下唇與該直線的距離。一般來說，上唇與該直線距離應為 4 公釐左右，下唇也約距 2 公釐。

在該美觀線上，不同人種表現出明顯的差異。一般白種人上下唇均位於該線後方，黃種人上下唇則與之相切；黑種人上下唇則普遍凸出於此線。

其二，Steiner's S-Line，簡稱 S-Line，鼻尖至人中一般呈現出一條 S 形曲線，與 E-Line 類似，S-Line 則是將這條 S 形曲線的中點與下巴前點相連，形成一個審美線。一般而言，美麗的容貌，應當保證上下唇凸點與該線相接觸。

如今，很多愛美者在對下巴進行整形時，都會盲目地追求尖下巴。事實上，尖下巴雖然好看，但如果臉型不是瓜子臉，也會讓整體顯得失調。在採用墊下巴手術，塑造完美臉型時，我們也要明白，不同形態的下巴，有著不同的觀感，關鍵在於是否與自己的臉部相協調。

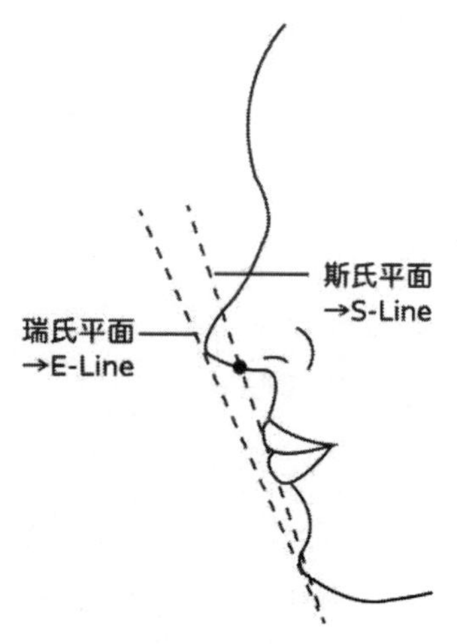

圖 7-6 E-Line 與 S-Line

正如前文所說，下巴不僅能夠展現人的臉部美麗，也被看作個人性格的外部特徵。一般來說，根據正面和側面的不同，下巴可以被分為多種形態，愛美者只有在熟悉各種形態的下巴給人的觀感時，才能結合自身條件和需求，讓下巴成為長相提升的助力。

從正面來看，下巴可以被分為五種類型：

1. 圓下巴，下巴呈現圓鈍的狀態，讓人看起來可愛、天真。
2. 方下巴，下巴兩側較為凸出，底部則較為扁平，顯得堅強、剛毅。
3. 鼓下巴，下巴豐滿鼓脹，給人寬容、大度的感覺。

4. 長下巴，下巴較長，顯得冷靜；如果下巴過長，則有呆板之感。
5. 尖下巴，下巴尖細，讓人看起來機智、活躍。

從側面來看，下巴同樣可以被分為五種類型：

1. 標準型，整個下巴形態自然，線條十分流暢，給人端莊、秀氣的感覺。
2. 內凹型，下巴呈現出較大的弧度， 唇溝深陷， 前凸明顯，使臉部看起來性感、豔麗。
3. 小下巴，下巴較為細小，則顯得略為幼稚。
4. 平下巴，下巴弧度較小，輪廓較平，則顯得冷靜，甚至呆板。
5. 圓下巴，下巴膨脹，給人穩重的感覺。

愛美者一定要注意，在接受墊下巴術之前，一定要與整形醫生充分溝通，對各種需求進行詳細的討論，從而真正確定自己的整形方案。

想要設計出最完美的下巴形態，在考慮到愛美者的臉部特徵和意願之後，整形醫生也需要結合自身的整形經驗，為愛美者提供合理的建議。此時，也可以藉助各種技術作為輔助手段，比如，側位頭面照相、側位顱部X光片或CT掃描、電腦輔助技術等，設計出最適合的下巴形狀。

除了預期的下巴形態之外，究竟用什麼材料作為下巴的填充物，也需要詳細討論。

一般而言，矽膠是較常用的填充物，也是目前墊下巴術的主要填充物。雖然綜合考慮，矽膠是成本效益最高的假體材料，但它同樣存在一些無法克服的缺點：

首先，由於矽膠由有機矽分子組成，因此，雖然刺激性較小，但對於人體組織細胞仍然存在一定的刺激性，可能被機體免疫系統辨別，發生排斥反應；其次，如果下巴後縮的情況較為嚴重，就意味著假體需要雕刻更大，這就增加了術後假體脫出的風險，使得臉部看起來像是被拉長了，因此，矽膠假體不適用於下巴後縮嚴重的愛美者；

最後，矽膠本身無法與人體組織形成緊密的結合，這就使得術後假體可能左右晃動，發生位移。

正是由於矽膠假體的這些缺點，在美容技術的不斷發展中，膨體材料也開始被用於假體的製作。

膨體的全稱是膨體聚四氟乙烯（ePTFE），是一種人工開發、研究、製作的材料，它具有極細微的空隙，因此，即使被植入到人體內部，人體的組織細胞也能夠向內生長。這種特性使膨體擁有非常好的組織相容性，在人體內很難出現排斥反應，能夠與組織緊密結合。另外，質地較軟的膨體材料，外形和手感也更加自然逼真。

當然，由於生產工藝較為複雜，使得膨體材料本身的價格就較為高昂；而質地較軟的膨體也不易加工雕刻，這就更加要求整形醫生的技術。因此，使用膨體製作假體，其成本也達到矽膠假體的 2 － 3 倍。

在確定好整形方案和假體材料之後，則可以開始著手手術前準備。對於墊下巴術來說，手術本身的難度並不大，其關鍵就在於對假體的雕刻。如今，很多大型整形醫院甚至會預製各種形狀和型號的矽膠假體。

在整形醫生雕刻好假體之後，也會讓愛美者先確認一遍，此時，愛美者一定不要以為只是「走個過場」，而要好好檢查一遍假體，以免整形結果與預期出現差異。

墊下巴能夠讓臉型更加完美，其手術本身的後遺症也很少。如果下巴缺陷較明顯，最好選用效果更明顯、維持時間更長的植入法。

需要明白，墊下巴最大的目的仍然在於改善臉部輪廓。完美的下巴並沒有固定的形態，愛美者在墊下巴時，應該集中注意臉部協調，而不是非要「整成某某某的下巴」。亞洲人的眼、鼻、下巴外形普遍不明顯，而眼、鼻如今已經成為很多愛美者整形的選擇，但下巴則可能被忽視。其實，尤其是對於那些對鼻部、眼部做過整形的愛美者來說，更需要保證下巴與臉部整體的協調。

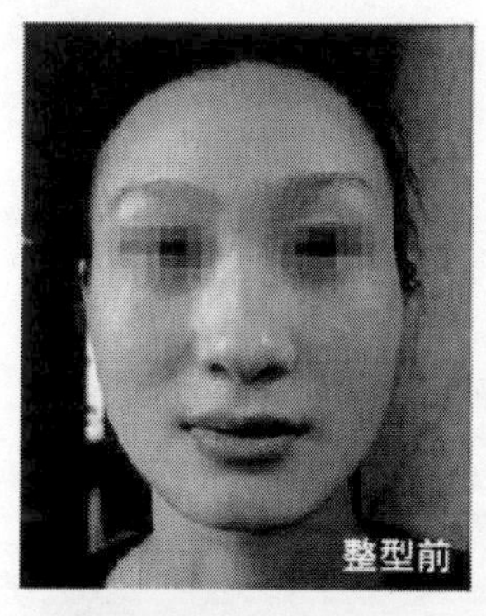

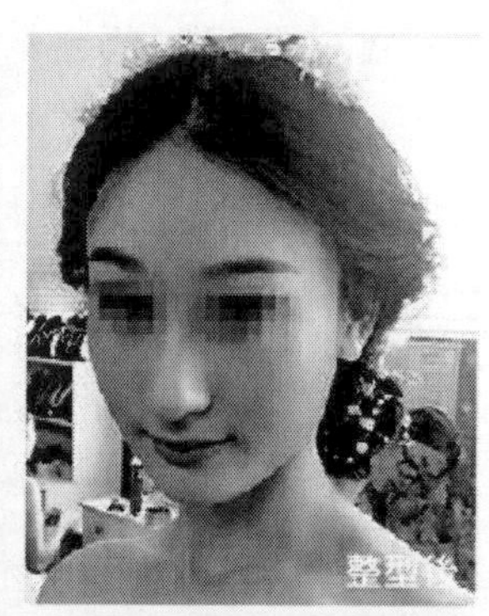

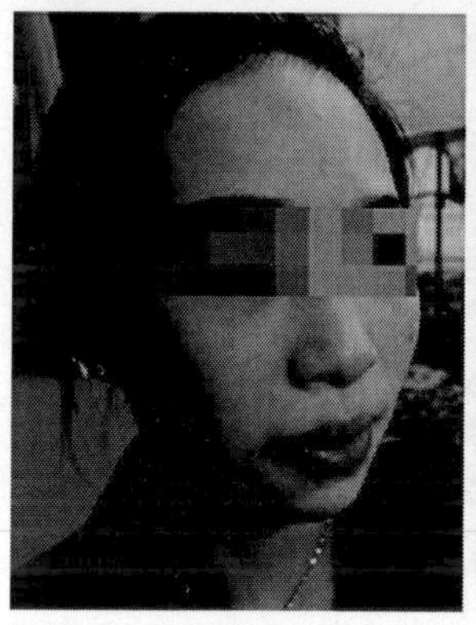
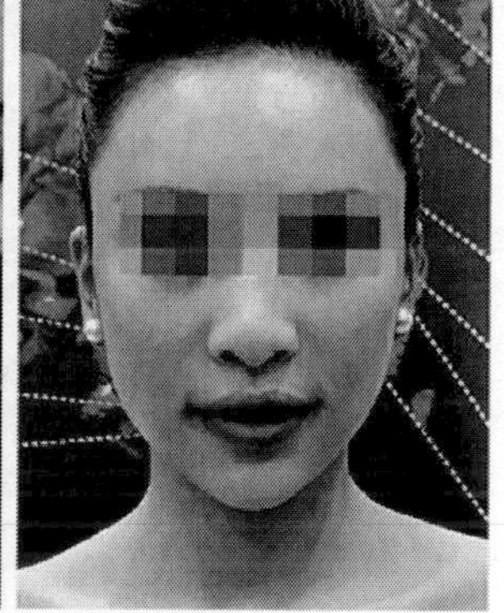

整型前　　整型後

圖 7-7 下巴整形前後對比

03
消除雙下巴，臉部線條更精緻

如今的審美觀都以瘦為美、以小臉為美，但很多愛美人士辛苦健身，努力保持身材，但在其臉部末端，仍然存在一個下垂的肉肉的雙下巴。更令人苦惱的是，肉肉的雙下巴就在臉上，也無法依靠衣服把它藏起來。

在一項調查中，有高達74.7%的人表示自己有雙下巴或者出現雙下巴的趨勢。雙下巴已經成為許多愛美人士的共同困擾，而雙下巴產生的原因，其實也很簡單，那就是脂肪在作怪。

在醫學上，雙下巴也被稱為下顎脂肪袋，是由於頸部脂肪堆積過多導致的。

雙下巴常見於中老年人，尤其是中年女性，因為隨著年紀增長到引發的皮膚老化鬆弛，使得她們的下巴更容易因重力作用而下垂，也更容易形成雙下巴甚至三下巴。

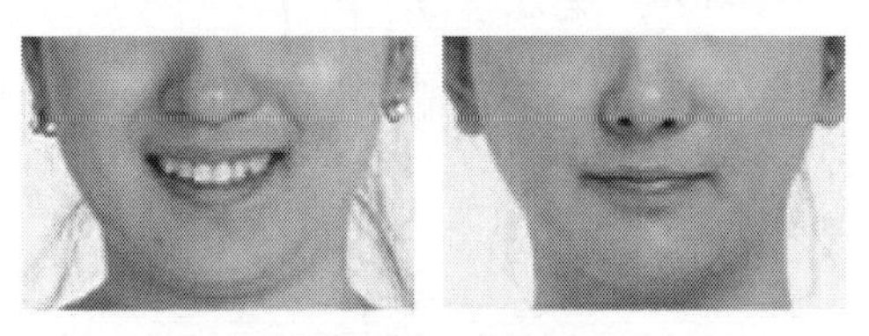

手術前手術後

圖 7-8 去掉雙下巴的效果對比

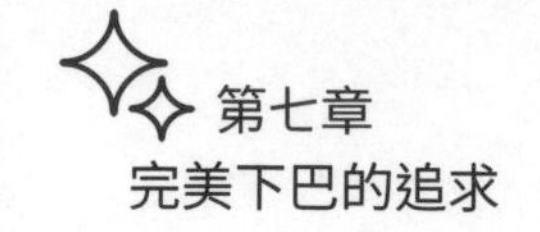

在一張年輕而富有活力的臉部輪廓上，應當有兩條明顯的弧線，其中一條就是下顎線，它在頸部上下移行處形成一個境界分明的分界線；除此之外，人們的臉部脂肪則主要分布在臉頰外側、下巴處等，這種分布也應當呈現一種動態的平衡。而導致雙下巴的脂肪堆積，則打破了這種平衡，也模糊了臉部與頸部的分界，造成一種肌膚老化、喪失活力的觀感。

雙下巴的產生就是因為脂肪的堆積，因此，去掉雙下巴的主要方法就是抽脂手術。在長期的技術發展中，抽脂手術已經十分成熟，如今常見的抽脂手術主要包括傳統的針筒抽脂、電動負壓抽脂、超音波抽脂、電子抽脂、共振抽脂及新興的水刀抽脂等。

這些抽脂手術的手術方法如何？又有何優點缺點呢？

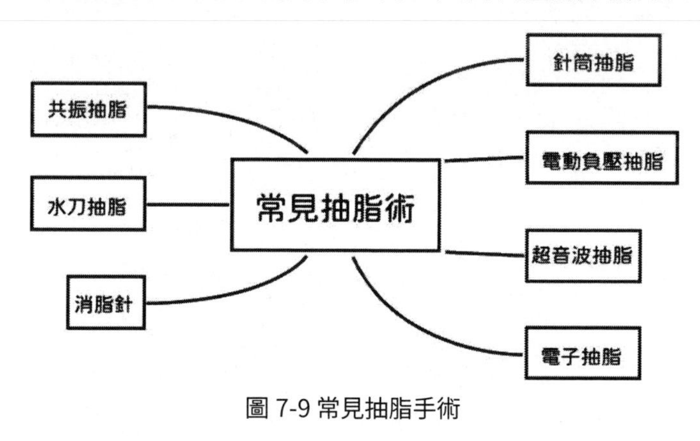

圖 7-9 常見抽脂手術

1. 針筒抽脂

針筒抽脂就是在皮膚上製造一個 2 － 3 公釐的切口，透過此切口，讓針筒進入到皮下頸闊肌的淺層脂肪中，利用針筒所產生的真空負壓，抽吸出雙下巴裡的脂肪。

針筒抽脂手術的切口位置一般位於兩側耳垂下緣的皮膚褶皺處，因此，其傷口也易於隱藏。但這種抽脂手術卻比較費時費力，在抽脂肪的過程中，會產生較明顯的疼痛感。

2. 電動負壓抽脂手術

與針筒抽脂手術類似，電動負壓抽脂手術的主要區別是抽脂工具，它使用電動吸引器或專用的負壓抽脂機，在連線上抽脂導管或不同型號的金屬吸管之後，就能夠形成真空負壓，將皮下脂肪抽吸出來。

相比於針筒抽脂手術，電動負壓抽脂手術更加費時費力，也會產生較大的損傷，疼痛感更加明顯。但這種方法也存在一大優勢，那就是吸出來的雙下巴脂肪，經過純化之後，就可以再次利用，作為自體脂肪用於其他部位整形的填充物。

3. 超音波抽脂

超音波抽脂手術的切口十分微小，在手術流程中，醫生利用高強度聚焦超音波金屬探針釋放出超音波能量，則可以有選擇的破壞掉皮下的脂肪組織，並將其轉化為脂肪乳化液，如此一來，就能夠更容易地利用負壓將乳化後的脂肪抽出體外。

這種方法療效好、恢復快，但超音波抽脂的熱效應，也可能燒傷皮膚，甚至可能對皮膚產生長期影響，而且手術時間也比較長。因此，如果雙下巴的脂肪位於淺層位置，最好不要採用超音波抽脂手術。

4. 電子抽脂手術

電子抽脂手術可以實現真正的「無創手術」，無須切口，即可利用正負電極產生的高頻電磁場，藉助「歐姆加熱效應」將皮下脂肪細胞膜破壞、裂解、液化，使脂肪轉化為乳糜狀。再利用負壓將破碎脂肪混合液抽出。

電子抽脂手術無須切口，疼痛程度也較低，但其抽出的脂肪也已經被破壞，不可能再利用。

5. 共振抽脂手術

採用共振抽脂手術時，需要先進行腫脹麻醉，讓脂肪組織處於腫脹狀態，之後無須切口或者只需微型切口，即可利用高壓氣泵使吸管頭部形成高頻振動，將已腫脹的脂肪組織震碎。這種高頻振動的往復幅度僅有 5 公釐，每分鐘往復運動 600 次。

共振抽脂手術雖然是利用高頻振動進行抽脂，但其震動過程對皮膚、血管、神經的損傷都較輕。

6. 水刀抽脂

水刀抽脂的全稱是微粹脂水刀抽脂，是新一代的微創抽脂技術。其核心是利用螺旋式水刀，藉助加壓水流有選擇地分離脂肪細胞。

相比於傳統抽脂手術，這種方式對於血管、神經的損傷極低，而且治療快速、效果明顯，風險也很低。

7. 消脂針

如今，消脂針作為一種溶脂技術，逐漸被更多愛美人士關注。這種方式就是將消脂針注入脂肪部位，溶解該部位的脂肪細胞，從而去掉雙下巴。

去掉雙下巴的各種技術都十分成熟，手術流程也較為簡單。一般在術後 5 天左右，手術部位就會消腫，10 天左右就能基本恢復。但為了保證恢復效率，在術後 3 天內，都應該佩戴彈性繃帶，實現對手術部位皮膚的固定和塑性。

另外，正是由於去掉雙下巴的手段眾多，在具體選擇時，也需要與醫生充分溝通，選擇最適合的手段，滿足自己的需求。

精緻的臉部，不可能容許雙下巴的出現。但對於雙下巴而言，預防更勝於治療。在藉助適合手段去掉雙下巴之後，也並非一勞永逸，在術後生活中，更需要注重預防，保持臉部皮膚緊緻，讓雙下巴沒有再長出來的機會。

預防雙下巴的方法主要有日常按摩、頸部運動和護膚品保養三種：

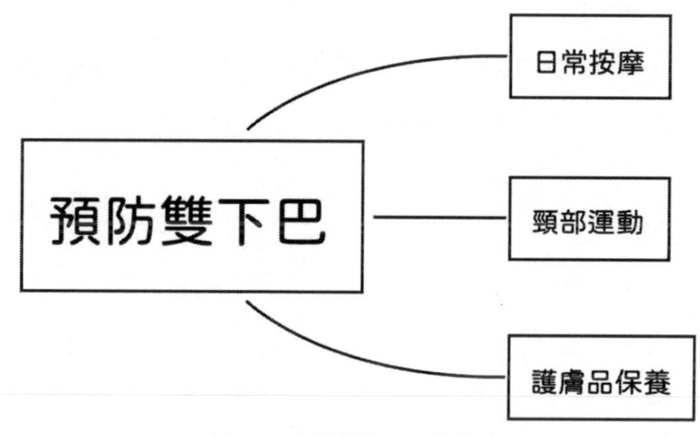

圖 7-10 預防雙下巴的方法

日常按摩

你可以在日常生活中，使用一些簡單的按摩手法預防雙下巴的出現。如何按摩呢？放鬆臉部肌肉，將手指併攏，從頸部前方向耳垂方向，右下向上推，重複三次，即可有效預防雙下巴形成。在該過程中，也可配合按摩霜或緊膚霜進行。

頸部運動

在日常生活中，也可做些頸部運動，防止皮膚鬆弛下垂導致脂肪堆積。比如，在早晚刷牙時，努力伸舌頭，伸到最長，反覆數次，可以有效鍛鍊頸闊肌；或者經常做仰頭的動作，盡量仰到最後，保持5秒鐘，然後慢慢回復位置，重複數次。

護膚品保養

你可以選用一些適合的護膚品，尤其是具有緊緻、消脂、按摩功能的護膚品，定期使用，即可保持皮膚緊緻，防止皮膚老化後形成雙下巴。

04
下巴寬大的整形技巧

亞洲人的審美觀，向來崇尚瓜子臉，即橢圓形的臉型，這種臉型的特點就是下顎間距較小。然而，很多愛美人士卻天生與瓜子臉相去甚遠，由於先天性的下顎骨即下顎支前方骨樣增生，她們的下巴都顯得寬大，也就形成了所謂的方形臉或梯形臉。

尤其是對於一些體形瘦弱的女性而言，下巴寬大導致的方形臉會讓其看起來「頭重腳輕」，顯得十分彆扭。

在醫學上，下巴寬大也被稱為下顎角肥大，指單純下顎骨樣增生使下顎角角度接近、達到或超過 90°。下巴寬大的人想要提升自身長相，就需要接受下顎角肥大矯正，也就是俗稱的磨下顎角、磨腮。

坦白地說，在各類整形手術中，下顎角肥大矯正的手術風險較高，其手術過程也較為複雜。在具體手術過程中，下顎角肥大矯正可以採用口內、口外、口內外聯合等三種方法。

傳統的下顎角肥大矯正大多採用口外切口，即在耳垂後方或下顎骨下緣切口，但這種手術方法，會在術後留下較為明顯的疤痕。因此，近年來，下顎角肥大矯正主要採用口內切口的手術。

口內切口方式可以避免外部留下疤痕，是整形手術中理想的手術切口位置。但由於切口位於口內，一直以來，其手術風險和手術效果都難以確保。但如今，整形專家則發明出全新的下顎骨 3D 立體塑形的手術方法。

相比於傳統手術方法採用鋸、鑽、鑿、咬鉗等手術工具，這種手術方法則以帶護套的銑骨旋轉銼為主要工具，其對下顎骨的磨削範圍及骨去除量都具有明顯優勢，使得整形醫生能夠高品質、低風險地完成各種臉部骨組織手術，手術的安全性也大幅提高。據統計，這種手術的併發症發生率僅有 0.11%，因此，它也逐漸取代傳統的韓式微創削骨，成為如今國際整形界的標準手術。

1. 下顎角肥大矯正手術步驟

下顎角肥大矯正的具體手術步驟如下：

手術前設計，即骨線設計

在手術之前，整形醫生需要藉助 X 光和 3D 成像等技術，對愛美者的下顎角進行測量，並對其進行 CT 掃描和 3D 重建，製作出愛美者下顎骨的實體模型。根據對模型的觀察，制定出完整的整形方案，確定需要截除的下顎骨範圍，一般包括下顎角部分切除、部分咬肌切除等。

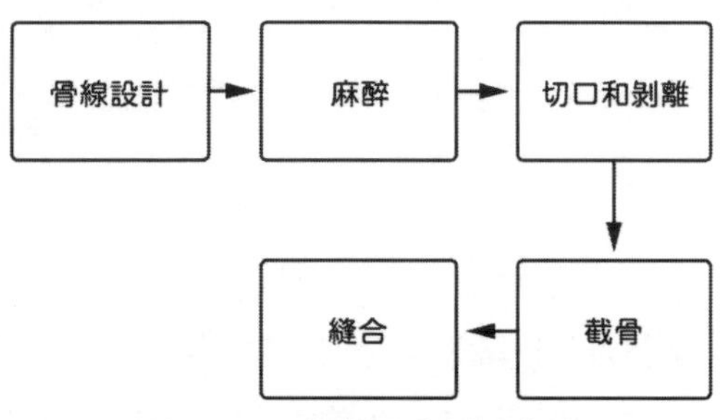

圖 7-11 下顎角肥大矯正步驟

麻醉

下顎角肥大矯正必須在全身麻醉和強化區域性麻醉下進行。

切口和剝離

口內切口一般位於口內牙齦溝的底部，開啟切口之後，對肌肉、骨膜進行層層剝離，即可使下顎角顯露出來。

截骨

按照手術前的骨線設計，用手術鋸截除需要去除的下顎角骨，截骨之後，對於創基，則需要使用磨頭將其打磨平滑。

與此同時，整形醫生也可以採用外板矢狀劈開切除法，將外板切除，從而減少下顎雙側之間的距離。

另外，如果愛美者咬肌同樣肥大，則可以切除部分咬肌。

縫合

手術完成之後，則可以加壓包紮縫合，如有必要，則需要放置負壓，引流 2 — 3 天。

從手術過程中，我們就能看出，在下顎角肥大矯正中，涉及截骨、磨骨等多種對骨性結構的矯正措施，即使採用全新的下顎骨 3D 立體塑形法，其風險性也並非為零。

2. 手術風險

在接受手術之前，愛美者有必要確切了解下顎角肥大矯正的風險。

感染

任何外科手術都存在感染的風險，下顎角肥大矯正同樣如此。在手術過程中，如果發生輕度感染，則需要加強抗生素的治療恢復；如果發生中毒感染，則需要採用清創引流的手段。

出血

下顎角肥大矯正需要截骨和磨骨，這就可能導致臉部動脈或靜脈出血，這是手術中較為危險的併發症，需要立即結紮傷口進行止血。

血腫

在手術完成縫合之後，也可能出現出血情況，導致血腫情況。此時，需要清創處理傷口內的積血，並再次進行徹底的止血措施。

下顎骨升枝骨折

在截骨或磨骨的過程中，如果用力過猛，則可能造成下顎骨升枝骨折，此時，需要按照骨折的處理方法，對骨折處進行回復固定。

下顎骨畸形

在手術結束後，可能會出現下顎緣不齊或下顎緣中部繼發成角畸形的狀況，如果畸形嚴重，則需要進行二次手術，對其進行矯正。

下顎角不對稱

在下顎角肥大矯正之後，下顎角可能會出現不對稱的情況。而輕微的不對稱其實是正常的，但如果不對稱較為明顯，則需要再次進行手術矯正。

神經損傷

從口內切口進行手術時，必然會涉及頦神經和下牙槽神經，一般會出現神經損傷，因此會產生輕微的麻木感，但在術後 3 － 5 週內，即可逐漸恢復。然而，如果手術解剖不熟練或手術粗暴，則可能造成神經斷裂。

正是因為種種風險的存在，各位愛美者如果想要進行下顎角肥大矯正，一定要去合格專業的整形醫院，從而保證手術的效果和安全。

一般來說，下顎角肥大矯正之後 3 － 4 天，手術部位會呈現比較明顯的腫脹，1 － 2 週內，腫脹現象即可完全消退。需要注意的是，下顎角肥大矯正較為複雜，風險也較高，因此，在手術之後，愛美者一定要做好術後護理的工作，以免發生不良反應，或損害手術成果。

首先，由於下顎角肥大矯正較為複雜，愛美者在術後應當住院觀察，一般最好住院 7 天，如果時間或條件實在不允許，那至少也應當住院 2 － 3 天。

其次，在手術後的 3 － 5 天，只能進食流質食物；5 － 7 天，則可以進食半流質食物。要注意食物的柔軟、溫熱，避免食用較熱或有刺激的食物。7 － 10 日後，則可以正常進食。

另外，在傷口完全癒合前，飯後和睡前都應當食用專用的漱口水或生理食鹽水等，對口腔進行清潔。

最後，在術後一個月內，都要避免大幅度張嘴或大聲唱歌等行為，也不要對手術部位過度按摩，除此之外，還要盡可能地避免長時間低頭工作和講話過多。

05
縮短長下巴的整形方法

很多愛美人士會因為下巴過短而苦惱，同樣有人會因為下巴過長而焦慮。修長的下巴，確實能夠讓臉部顯得優雅而富有靈氣，但如果下巴過長，則會給人冷傲、不親和的感覺。

很多有著姣好五官的女士，都曾經因為長下巴而苦惱。因為如果下巴過長，那麼，無論正面，還是側臉都會給人不協調的感覺。

很多人都因為下巴長而變得不自信，有些人甚至因此養成拍照時遮住下巴的習慣。針對難以遮掩的長下巴問題，還有人專門設計了化妝遮掩的方法：從下顎和下巴最下處開始塗抹粉底，隨著化妝部位上移，著色也逐漸變淡，再以同色粉底在頦唇溝製造陰影，即可從觀感上加強唇部的立體感，縮短下巴。

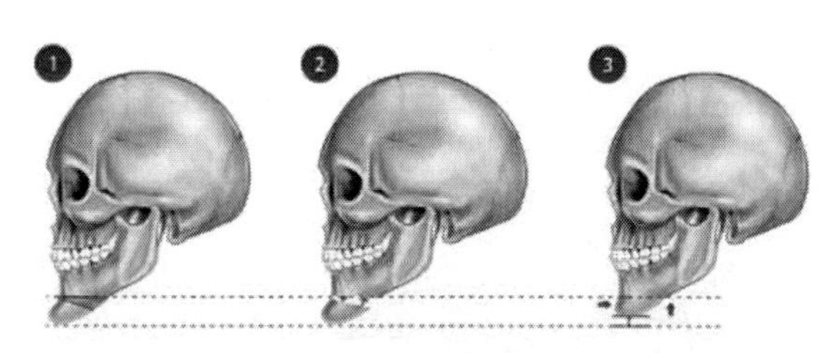

圖 7-13 長下巴整形

然而，我們畢竟不可能隨時隨地都化上這樣一幅精緻的妝容，因此，縮短長下巴的整形方法開始成為很多愛美者的選擇。

但需要注意的是，同樣是長下巴，卻也分為不同的情況，其成因和整形方法都有所不同，愛美者一定要在了解自身情況之後，再對症下藥。一般而言，造成長下巴的原因有三種，即：骨性長下巴、整體下巴凸出、下巴脂肪堆積。

骨性長下巴就是上頜前凸或下顎體長導致的前牙反合，俗稱「戽斗」。

從外表上來看，這種長下巴主要表現在牙齒咬合上，正常的咬合關係是上門牙覆蓋下門牙，但如果出現骨性長下巴，兩者的咬合關係則相反，下門牙在上門牙之外。因此，下巴也就顯得過長，在視覺上「喧賓奪主」。

對於骨性長下巴，整形的重心並不在於下巴，而在於牙齒。其實，這種長下巴的形成可以溯源至牙齒形成時期。比如，幼年時期因為母親不良的哺乳姿勢，或使用不適當的奶瓶餵奶，幼兒就需要下顎用力進行吸吮；有些人牙齒形成時期，則有咬上唇或下顎前伸等不良習慣……日積月累之下，自然會形成長下巴。

因此，一方面來說，父母在發現幼年子女有這樣的習慣時，就應該努力改變這種習慣，並採用各種牙齒矯正器，對其牙齒進行矯正；而愛美者如果牙齒已經長成，也可以可摘式上頜墊舌簧矯正器等矯正設備，矯正前牙反合的狀況，從而達到縮短長下巴的目的。

如果愛美者上下牙齒平整，卻下巴過長的話，則可能屬於下巴尖凸出的情況，此時，牙齒矯正則無法發揮任何作用。除此之外，有些人不僅下巴尖凸出，而是整個下巴向前凸出，這也可能導致「戽斗」現象的出現。此時，愛美者不僅要對牙齒進行調整，還需要接受較為複雜的長下巴整形手術 —— 下巴截骨手術，對整個下巴部分做移動手術，並對下巴尖做截骨術，從而讓下巴後縮，並修整凸出部分的骨頭。

對於長下巴而言，由於本身下巴較長而且凸出，因此，傳統的墊下巴術也完全無能為力，只能採用下巴截骨手術。長下巴縮短是同樣可以採用口內切口，以實現外表無痕的目的。在具體手術過程中，需要解開下顎骨，將之整體移動到適合的位置，從而保證上下顎骨處於理想的咬合狀態。與此同時，還要對凸出的下顎骨進行截骨，使下巴骨的長度適宜。之後再固定縫合包紮，即可最終實現矯正長下巴的目的。

雖然手術方法看起來與下顎角肥大矯正相似，但事實上，下巴截骨手術並不複雜，它對軟組織的損傷較小，即使與去除咬肌相比，這種手術的出血量也很少。因此，下巴截骨手術發生併發症的可能性極低，安全性自然較高，卻能夠有效解決下巴尖凸出和整體下巴凸出形成的長下巴問題。但無論如何，在手術之後，愛美者都要做好術後護理工作。

1. 根據醫囑服用抗生素等各種藥物。
2. 術後 2-3 日，手術部位會出現比較嚴重的腫脹現象，因此，盡可能抬高頭部，避免手術部位受損。此時，也可以在 2-3 日內採用冷敷，之後逐漸改為溫敷的手段，促進腫脹部位消腫，但要注意的是，一定要手法輕柔，避免刺激到傷口。
3. 術後 1-2 週，即可拆線，此後才能進行正常的臉部清潔，但仍需佩戴固定緊縮帶，根據個人恢復情況不同，佩戴時間一般在 4 週左右。在這期間，還要避免飲酒、吸菸或蒸三溫暖、洗熱水澡。
4. 術後 1-2 個月，張大嘴巴時都會感到一些不便，這是正常情況，也請盡量避免張大嘴巴。
5. 為了徹底消腫，在術後 1 個月，需要到醫院複診，注射消腫針。
6. 在術後 1 個月內，盡量避免進食過硬的食物，避免手術部位觸碰到堅硬物體，睡覺時也盡量採用平躺的睡姿，以免發生變形。

除了牙齒和下顎骨造成的下巴過長之外，還有一種原因可能造成下巴過長，那就是下巴脂肪堆積。但與雙下巴不同的是，此時，脂肪堆積在下巴前方，這些脂肪在掩蓋了頦唇溝的同時，也因為重力原因導致皮膚下垂，顯得下巴過長。

針對這種情況，則可以採用更加簡單的縮短長下巴的整形方法 —— 抽脂下巴縮短術。在手術過程中，整形醫生會以臉部正中線為軸，根據臉部的脂肪堆積程度，從口內切口，在軸線兩側做成相互對立的三角形皮瓣，再剝離皮瓣，將多餘的脂肪組織連同纖維組織一併切除，然後即可將三角形皮瓣易位後縫合。由於這種手術的切口縫合一般呈「Z」字形，因此，也被稱為「Z」成形術。

這種手術能夠避開臉部血管、神經等組織，因此安全性較高，並且對下巴脂肪進行多方位的定位抽脂、定向溶脂，從而解決脂肪堆積導致的長下巴問題，由於脂肪組織和纖維組織被一併切除，術後也不易反彈，皮膚也會更加光滑緊緻。

下巴過長對於美麗容顏，會產生「致命性」的打擊。但長下巴的形成原因卻多種多樣，在縮小長下巴時，愛美者一定要先檢查清楚自身的問題所在，再選擇相應的整形方法。其實，修長的下巴能夠有效提升長相，如非下巴過長或下巴凸出，愛美者可以採用化妝手法對臉部進行修飾。

06
歪下巴矯正的整形技巧

歪下巴並不常見，但確實有很多人下巴長得不正或者畸形，而且一旦下巴歪斜，就會連帶嘴唇和整張臉部都顯得不對稱，這就會使臉部看上去極不自然，甚至會讓人感到扭曲。

在醫學上，歪下巴也被稱為偏頜，其成因也十分複雜，目前尚未出現統一肯定的認知。但總結而言，一般可分為先天性和後天性。

所謂先天性，就是指患者在胚胎發育時期，就出現發育不足或雙側發育不平衡的狀況，導致歪下巴的出現。而後天性則是指患者在因為後天創傷、感染、良性增生等原因，出現偏頜，其中創傷導致的偏頜最為常見。

與長下巴相似，歪下巴也有可能是因為牙齒原因造成，醫學上稱為齒源性下顎偏斜，常見有後牙反合、鎖合、上下牙弓中線不調等。這類人在牙齒閉合時臉部並不歪斜，然而，一旦開口臉部就會呈現出明顯的不對稱狀態。針對這種情況，你只需採用固定矯正器矯正牙齒即可。

但需要注意的是，除了牙齒原因之外，歪下巴的出現，大多都是因為下巴骨出現問題。因此，你需要到醫院進行詳細檢查。

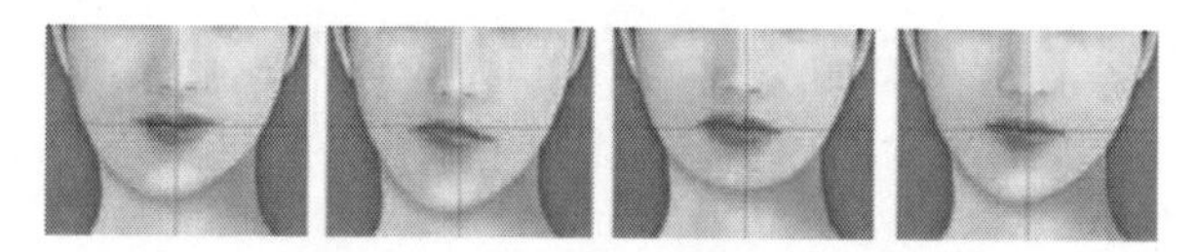

圖 7-14 歪下巴矯正

常見歪下巴矯正手術一般有兩種，即截骨法和植骨法。

截骨法是根據不同症狀和下巴畸形程度，將相應的骨組織截開，再按照預定的位置重新進行拼接，重建端正的臉部骨型支架，從而達到矯正歪下巴的目的。

在具體手術過程當中，截骨法就是將下巴從口內切開之後，截開骨組織，旋轉或移動相應的骨組織，使之切牙中線在同一條直線上並固定，此時一般選用鈦釘固定，之後即可開始縫合。

在臉部整形手術中，植骨法是一項關鍵的技術，尤其適用於截骨後重建骨塊的連續性，或者是增加相應部位的骨體積。在歪下巴矯正中，則採用骨生物替代品，將其塑造成所需的形態，再植入到相應部位與下巴骨組織相連，從而重建臉部輪廓。

在具體手術過程中，植骨法需要從手術前設計部位切開，逐層剝離並暴露出骨組織，找到適宜的部位，將雕刻成形的組織植入其中並固定，在反覆沖洗傷口之後，則可依次縫合。

坦白地說，歪下巴矯正手術具有相應的風險，也可能引發併發症，必須對此清楚了解：

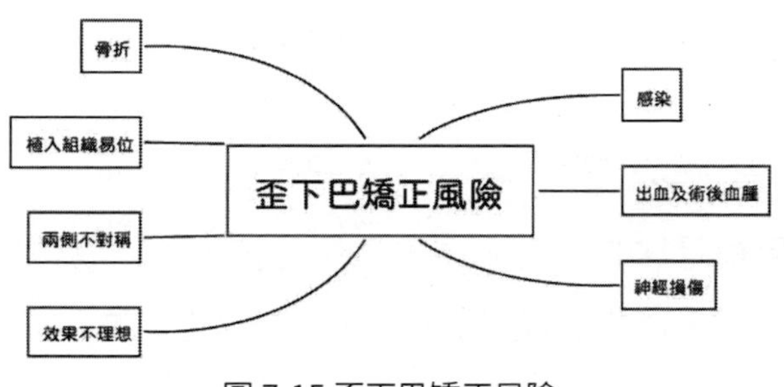

圖 7-15 歪下巴矯正風險

1. 感染

任何手術都有感染的可能，而為了方便手術並實現外部無痕，歪下巴矯正通常從口內切開切口。當傷口在口腔內部時，除了常見的感染風險之外，進食等原因則會增加感染的可能，因此，術後最好遵循醫囑服用抗生素 5 － 7 日。

2. 出血及術後血腫

無論截骨，還是植骨時，都會出現較多的出血，這就容易形成瘀血。

3. 神經損傷

兩種手術都需要對皮膚逐層剝離，在該過程中，則可能造成神經的損傷。

4. 骨折

使用截骨法時，當醫生用截骨器敲打骨鑿截除較硬的骨組織時，很有可能會因為醫生用力過猛，造成骨折。

5. 植入組織易位

使用植骨法時，則可能出現術後植入組織易位的狀況，一旦發現，一定要及時就醫治療。

6. 兩側不對稱

在歪下巴矯正整形技巧之後，有可能造成兩側骨頭不對稱，此時則需要再次進行手術整形。

7. 效果不理想

由於種種原因，歪下巴矯正整形技巧可能會造成其他類型的畸形，或是沒有達到預期的理想效果。

為了盡可能地避免手術風險，一定要注意手術前、術後的注意事項。

手術前注意事項

1. 手術前一週停止飲酒，停用阿斯匹靈、維他命 E 及其他擴張血管藥物。

2. 手術前應先進行一次全身體檢，檢查身體健康情況，確保無傳染性疾病或其他身體發炎，以免術後引發併發症。
3. 手術前素顏，不要化妝。

術後注意事項

4. 術後牙齒可以咀嚼食物，但在三個月內不能做啃、撕咬等動作。
5. 保持手術部位的清潔衛生，在術後 7 天內，都應當盡量避免術區沾水。
6. 避免進食刺激性食物，如辣椒等。
7. 嚴格遵守醫生醫囑、藥物及複診。

一般而言，如無其他情況，在術後加壓包紮 5 － 7 天，並遵循醫囑服用抗生素，即可在一週後拆線。需要注意的是，在術後 3 天左右，手術部位可能會出現疼痛、腫脹的情況，一個月後即可基本恢復正常。但具體恢復情況，也視個人體質和恢復期狀況而定。

相比於其他下巴缺陷的整形，歪下巴矯正整形技巧確實更加「血腥」，甚至在術後也會承受不小的疼痛。很多人在術後，甚至下巴痛得連飯都吃不下，只能勉強吃些流質食物。除此之外，臉部也可能出現一些瘀痕，只需塗些 BB 霜即可遮掩。

歪下巴會導致臉部整體呈現出一種扭曲的狀態，此時，即使臉部五官再精緻，也無法展現出美麗的容顏。因此，一定不要因為懼怕疼痛而放棄矯正歪下巴，事實上，因為手術前都會採取全身麻醉，你不會感受到疼痛，也不會看到那些血腥的畫面。而在術後，雖然下巴仍然會痛，但只需忍耐一個月，就能夠基本恢復正常，你的美麗也得以綻放。

無論是截骨法，還是植骨法，在矯正歪下巴時，愛美者其實都可以根據自身的愛美需求，同時進行下顎角肥大整形手術、反頜整形手術、上下顎前凸整形手術等下巴整形手術，從而進一步的完善下巴區域的輪廓美，讓自己能夠在獲得完美下巴上「一步到位」。

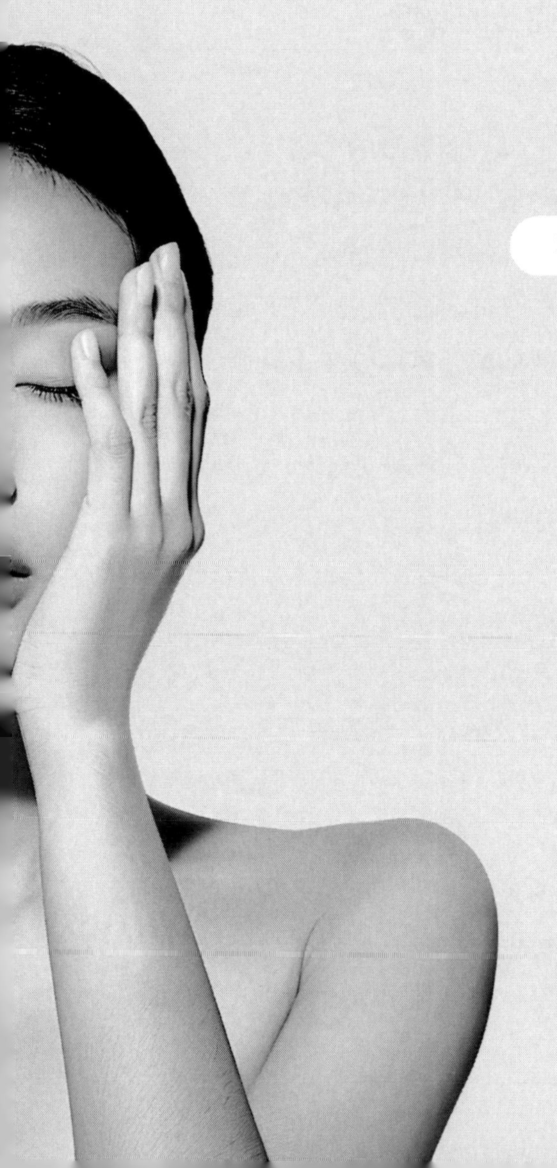

第八章

打造完美臉型的藝術

01
追求最完美的臉型

什麼才是最完美的臉型？每一個讀者的心中，都有截然不同的答案。而臉型，最能彰顯一個人的特性和氣質，那些讓人眼前一亮的美女，毫無例外都擁有這讓人一見傾心的漂亮臉龐。甚至可以說，長相的高低，臉型占到了非常大的比例，倘若臉型不夠完美，那麼即便五官再好看，整體分數也會被迅速拉低。

想要擁有最完美的臉型，首先我們就要了解：哪些臉型最具代表性？它們有著怎樣的特點？

1. 鵝蛋臉型

鵝蛋臉型的凸出特點，是整個臉型呈橢圓的姿態，因為與鵝蛋的形狀較為相似，因此被稱為「鵝蛋臉型」。絕大多數的東方女性，都屬於這種臉型。所以，在亞洲鵝蛋臉型是最為常見的。

傳統的審美體系中，鵝蛋臉型是完美的代名詞，它既能突顯出女性的圓潤，又可以呈現出精緻的五官，臉部線條弧度流暢，整體輪廓均勻。甚至，還有專家做過精準的鵝蛋臉型分析：橫向眼睛的比例剛好是臉頰寬度的五分之一，縱向是額頭、鼻子、到下巴剛好相等。直到今天，鵝蛋臉型依舊是大眾審美的主要臉型。擁有鵝蛋臉型，就意味著擁有了近乎完美的臉型。

不過，鵝蛋臉型有一個明顯的缺點：年輕時非常驚豔，但隨著年齡的增長，皮膚開始鬆弛，整個臉型容易出現乾瘦的情況，長相大為降低。

2. 圓形臉型

圓形臉型，同樣是亞洲女性最常見的臉型之一。圓形臉型最凸出的特點，就是臉部圓潤豐滿，鼻梁低、頰骨高，整個臉部輪廓轉折柔緩，看起來非常活潑、可愛、年輕，讓人感到非常親近。所以，多數具有圓形臉型的女孩，通常都帶有一定小公主的氣質，很惹人疼愛。

圓形臉型的缺點也非常明顯：容易呈現嬰兒肥的特質，讓人留下幼稚和不成熟的感覺。並且，如果沒有做好保養，很容易真的發展成嬰兒肥，變成另外一種臉型。

3. 方形臉型

說到方形臉型，也許很多人都會有這樣的潛意識：這種臉型最不好看，它的稜角太過分明，導致面容並不精緻。畢竟，方形臉型呈現出四四方方的感覺，額頭、顴骨、下顎的寬度基本相同。但僅僅透過此便說方形臉型不好看，這顯然是對方形臉型的一種錯誤認知。

方形臉型的特點，在於腮角較大，下巴有角度有輪廓感，會塑造出一張獨特的氣質，看起來似乎臉型有些偏大、偏胖，但這不是說：方形臉型就是胖臉型。可以說，方形臉型最具有現代氣質，給人意志堅定的印象，尤其在世界模特兒圈中，具有方形臉型的華人女性，在全球範圍內受到的關注和喜愛度也最高。

當然，方形臉型的缺點也很明顯，倘若不注意保養，比如，不好的飲食習慣等等，很容易發展成為傳說中的「大餅臉」，長相迅速跌落。所以這種臉型很容易形成兩個極端，有人將其稱作完美，但也有人對其完全排斥。

4. 瓜子臉型

最受大眾接受，也最受女性喜愛的臉型，當屬瓜子臉型。美的臉型，應當具備這樣的特徵：從臉部中線向左右各透過虹膜外側緣和臉部外側界畫垂線，縱向分割成四個相等的部分。而瓜子臉型，顯然最符合這一比例。尤其是近年來的「瘦為美」風潮，更讓瓜子臉型的女性成為關注焦點。

5. 錐子臉型

錐子臉型，又稱小V臉，它的特點非常明顯——光滑無稜角的臉型從顴骨到下巴呈現錐形，下巴很尖。這種臉型的出現，來自於瓜子臉型，但是比瓜子臉型更為誇張。它的受歡迎，與網際網路有著密不可分的關係——網際網路的誇張化、娛樂化特質，讓錐子臉更具觀賞性和娛樂效果，尤其在各大直播平臺上，女主播近乎都是錐子臉型。所以，這種臉型又被稱作為「明星臉」。

錐子臉型的爭議同樣非常大，過分誇張的下巴，讓很多人對這種審美趨勢感到厭倦，認為這是一種整形痕跡過於明顯的臉型，喪失了女性原有的天然美。所以，雖然錐子臉型是當下的流行趨勢，但主要集中於網紅領域和低年齡層領域，稱不上為「完美」。

這幾種臉型，都曾在不同時代，成為「最完美」的代表。臉型最能代表一個時代的審美習慣和個人特質，所以愛美的女性，都渴望自己擁有當下最完美的臉型，展現出水芙蓉的姿態。

每一種臉型，都有自己的特點，而大眾對於完美臉型的認知，通常都會遵循這個原則：額頭飽滿，但不是過分寬；以雙眼外側為中心點向下做垂直線，線裡側是有組織的，線外側沒有多餘組織。這種臉型，最能符合「完美」的特質。

從大眾的角度上來看，瓜子臉型，顯然是最容易被接受的臉型，因為它更符合人的審美習慣，甚至完美貼合了黃金比例的原則 —— 理想瓜子臉的長與寬比例為 34：21，這恰恰就是黃金分割律。因此，相較鵝蛋臉型的圓潤、方形臉型的硬朗、圓形臉型的幼稚、錐子臉型的誇張，瓜子臉型最讓人感到舒適。

透過觀察瓜子臉型，我們可以對「完美臉型」做出歸納總結。這個總結，在時尚圈、美容圈都得到了公認，在前面我們也提到過，在此重申一遍，因為它確實非常重要：

四高：額頭高、鼻尖高、有唇珠、下巴尖。

三低（三個部位的凹陷點）：鼻根部、人中溝、下嘴唇和下巴之間。

三庭：臉部橫向三等分，眉毛和鼻翼的兩條水平線將臉部三等分。

五眼：雙眼距離是一個眼睛，雙眼的外眼角到髮際線是兩個眼睛。

說了這麼多關於臉型的完美，但在最後，還是需要提醒每一位女性讀者：每個人的臉型都是不一樣的，所謂的完美也只是一種相對概念。臉型的美學標準，並沒有絕對值。每一個人，都有自己不同的臉型特徵，正是因為獨特，才造就了別人沒有的美。所以，想要打造一副完美臉型，必須注意好這幾個要素：

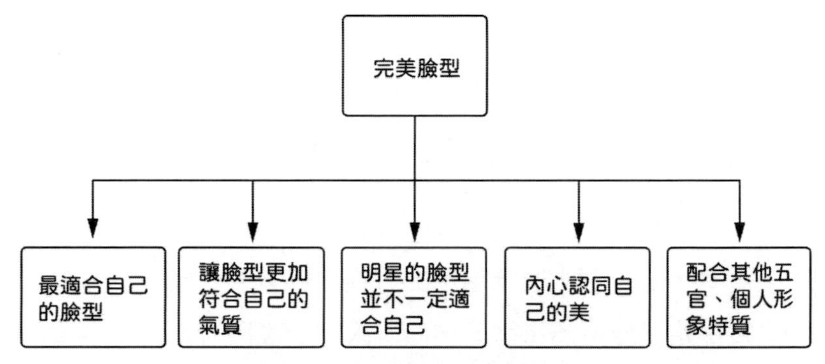

圖 8-1 完美臉型應注意的要素

1. 最適合自己的臉型，才是完美的臉型。我們可以透過小手術改良臉型，而不是單純為了追逐某個潮流，毫無原則地改造。
2. 在對臉型進行區域性整形前，必需根據自己的特點、優勢去分析，讓臉型更加符合自己的氣質。
3. 不要僅僅因為看到某個明星的臉型，就輕易進行整形手術。因為明星的臉型，並不一定完全適合自己。
4. 自信，才是展現美麗的核心。只有內心認同自己的美，才能散發出迷人的氣質。
5. 臉型，僅僅只是構建美麗的一個要素。想要呈現出美的姿態，我們必須配合其他五官、個人形象特質等，這樣我們的整形手術才能更貼合自我！

02 顴骨縮小整形

顴骨，是一個人臉部組成的重要一部分。而顴骨的高低，則直接決定了臉型的特徵。在西方國家，高顴骨是完美臉龐的特徵，但東方的審美體系中，低顴骨卻是「美」的展現。

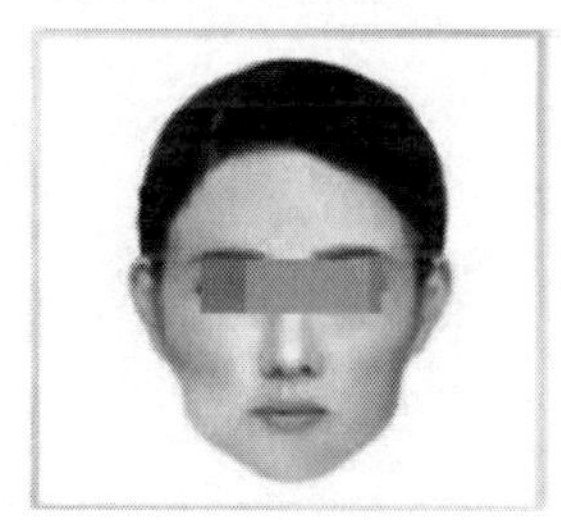
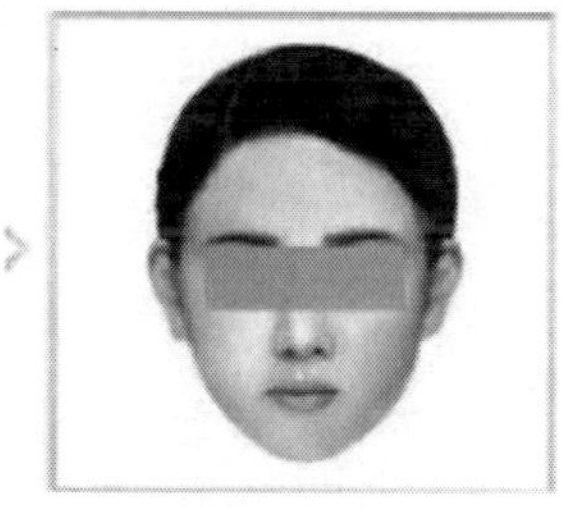

圖 8-2 顴骨整形效果對比

所以，對於東亞女性來說，顴骨整形通常以顴骨縮小整形為主。在此，簡單說明一下，為何東亞女性適合低顴骨的臉型。

東亞地區的女性，相比西方人來說，通常臉部相對較短，橫截面前後徑相對較短而左右徑較長，這種特質，決定了鵝蛋和瓜子的臉型最為優美，臉部曲線柔和，不至於太過硬朗。否則，顴骨太高，會讓臉部的比例關係失調，整個臉型過於小、瘦，喪失美感。無論從古代的美女畫像到現在的美女標準，可以看到，低顴骨一直都是東方美學系統裡追求的極致。

絕大多數的東亞女性，倘若顴骨過於凸出，不僅意味著與潮流相逆，還會導致整個臉部輪廓過於磕磕絆絆，不能呈現出平滑的曲線，喪失女性應有的溫柔氣質。顴骨縮小整形的目的，就是把凸出來的顴骨縮進去，讓臉部左右寬度減小，整個臉型顯得更加秀氣。

那麼，哪些手術最適合東亞女性，達到顴骨縮小的目呢？

第一種手術，叫做「顴骨內推手術」，這個手術，主要針對的是那些臉型不算太寬、但正面顴骨較為凸出的女性，即俗稱的「高顴骨」。這種手術的手術方法是：將凸出的顴骨進行切割，取下一小段需要縮減的骨頭，然後將剩餘部分向內折入，再使用骨釘進行固定，保留顴骨部分。

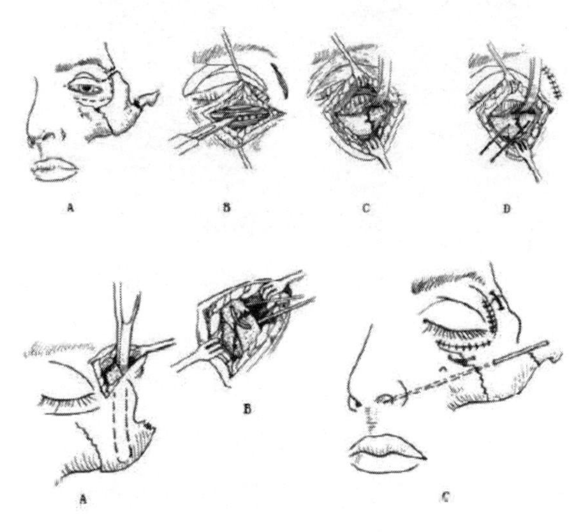

圖 8-3 顴骨內推手術

顴骨內推手術看起來似乎非常複雜，但實際手術並沒有很大的風險。因為這種手術是在口腔內進行，沒有任何外部傷口，所以不會帶來傷口和刀痕。對於顴骨凸出並不是很明顯的女性來說，這種手術最為實用。

而對於正面和側面顴骨都較為寬大、凸出的女性來說，「顴骨鑿削術」則更為適合。這種手術的方式，在於將顴突與顴弓都打斷，同時去掉需要縮減的顴骨，讓整個顴骨向內移動，然後形成新的整體。

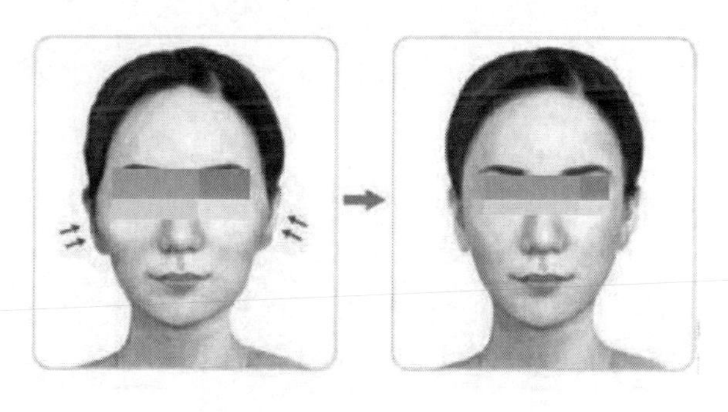

圖 8-4 顴骨鑿削術

與顴骨內推手術相似的是，顴骨鑿削術同樣是在口腔內部進行，並不會帶來外部刀痕，同樣屬於整形領域。透過這種手術模式，一個人的臉頰會出現明顯變化，臉頰縮短幅度非常大，效果很明顯。當然，相比顴骨內推手術，顴骨鑿削術的技術難度複雜了很多，因此在選擇醫師時，需要那些經驗豐富的醫師進行手術，這是我們在進行整形前必須特別注意的。

第三種為「顴骨 3D 截骨術」，它所針對的人群是臉型明顯寬闊，同時太陽穴處有一定凹陷感的女性朋友。相比較前兩種手術模式，這種手術更為複雜，需要以磨骨的方式，先對顴骨進行適當縮小；隨後在耳朵前方進行小口切割，再將顴弓打斷並向內折入。透過這種手術，一個人顴骨位置有了變化，顴突也隨之做了適當調整，臉型明顯變窄。很多女性做完這個手術，甚至會帶給人一種「改頭換面」的感受，美感大為提升。

不過，顴骨 3D 截骨術需要在臉部直接進行開刀，不僅口腔內，耳朵前也會有明顯的傷口。所以這個手術，通常不是選擇的主流。

這三種手術形式，是目前最為常見的顴骨縮小整形模式。它們的共同特點，都是用口內切口，在骨膜下分離暴露顴骨，應用特殊的器械將手術前設計擬去除的顴骨部分鑿去削薄，只是針對的類型有所不同。

有的女性朋友也許會看到：部分美容機構依然在推薦傳統顴骨縮小手術，但這種整形手術技術過於落伍，需要在臉部進行較為複雜的手術，很容易造成臉頰下垂、臉部神經損傷、顳下顎關節損傷以及骨連線不正等，並存在一定的併發症可能。所以，選擇這些創傷度、手術難度較低的微創手術，會更加提升安全性。

同時，與傳統顴骨手術相比，顴骨整形手術會大大減少手術時間和術後腫脹，很快便能回復正常。因此，選擇整形手術方案，既是對安全性的一次保障，同時也能更加提升效果，不必等待漫長的癒合期。

透過顴骨縮小整形手術，我們的臉型得到了極佳改善，呈現出線條優美、視覺舒適的特點，整個人的氣質呈現明顯變化。顴骨縮小整形手術，是很多整形手術的重要業務，相比較眼部、嘴部等微創手術，它所帶來的改變最為明顯。

在與很多女性交流時，都會發現她們對於顴骨縮小手術有著特別的關注。

當然，任何手術都存在一定風險，顴骨整形同樣存在類似的問題。在進行手術之前，我們一定要做好這幾個準備：

首先，選擇哪一種手術，要根據自己的臉部特點，進行正確的分析，尤其是對於顴骨凸出程度的分析，是決定手術類型的關鍵。我們必須與醫師進行深度交流，根據醫師的建議，再做出決定。

其次，很多女性朋友都希望，透過這種手術達到臉型絕對對稱的目的。但事實上，術後顴骨也有大小不對稱的可能，這與自身的特點有關係。所以，我們必須做好這個方面的心理準備。

同時，顴骨縮小整形屬於臉部整形手術，相比較其他整形風險較大，因此在選擇整形機構時，一定要選擇安全有保證、資質完整的整形醫院。不要貪圖一時的價格便宜，造成不可逆轉的手術危險。尤其是手術前檢查尤為必要。

專業的美容醫學機構，會進行臉部拍攝，包括正位與側位，以便制定最精準的手術方案和術後對比。而有的美容醫學機構，甚至還提供 3D 頭顱 CT，它可以幫助我們進一步了解上頜骨的發育程度及特點，因此如果有條件，最好進行相關的拍攝檢測。

通常來說，由於顴骨縮小整形手術作用在顴骨之上，所以它的手術恢復期會稍長一點。合格的醫療機構，通常在手術一週後即可消腫，半個月後會逐漸回復。經過半年時間的休養，我們能夠徹底恢復自然。換而言之，顴骨縮小整形需要一定時間的術後護理，保證手術的效果，同時為自己帶來安全。以下幾個術後護理小提醒，是每一個女性朋友都必須特別注意的。

1. 無論哪一種整形手術，都會在口腔內有一定切口。這個切口，就是我們進行護理的重點。日常生活中，我們要盡可能保持口腔內的乾淨，做到每日漱口，如果條件允許，每次用餐結束後，都應該儘早刷牙，避免產生細菌感染的現象。

2. 有的女性朋友，術後臉部會出現一定腫脹情況，對於此不要過分擔心，這是正常的術後反應。隨著傷口不斷回復，這種腫脹就會逐漸消失。倘若術後我們可以進行冰敷，會非常有利於腫脹的減輕。
3. 由於顴骨縮小整形手術的傷口主要在口腔，所以平常吃飯時，我們一定要有所注意。首先，避免那些過於辛辣、刺激性的食品，它們會對口腔肌膚癒合產生影響。多吃有營養的清淡食品，有利於恢復的加速；同時，注意避免太硬的事物，如排骨等。我們的顴骨還在復原期，倘若用力過度，會造成骨骼錯位，造成更大的麻煩。
4. 最重要的一點，是多多休息，讓自己的身體狀態始終呈現健康的狀態。這樣，我們的肌膚生長速度才會加快，恢復時間大為縮短。每天保證充足的睡眠，睡前一杯溫牛奶，都會讓我們的身心狀態保持在健康的水準之上。

03
推薦太陽穴豐滿整形技巧

「為什麼，我是標準的瓜子臉，但是我的臉型，卻似乎總有所缺陷？到底是哪裡出了問題？」

不少女性朋友發出這樣的抱怨。的確，通常這類女性有著一張瓜子臉，但所透出的氣質與長相，與完美似乎總有些距離。而仔細觀察她們的臉龐，就可以發現問題所在：太陽穴不夠飽滿。換而言之，整個臉型似乎在需要畫龍點睛的位置，缺少了一絲美感。

這個畫龍點睛之處，就是太陽穴。太陽穴不夠豐滿，導致整個人的美感大打折扣。太陽穴位於耳廓前面，前額兩側，外眼角延長線的上方，在兩眉梢後凹陷處，是一個人面貌特徵的重要展示，讓臉部更加飽滿、流暢，整個人突顯年輕的氣質。但與之相反，先天性凹陷的太陽穴，讓人覺得臉部乾癟、瘦弱，缺少生動與靈氣。

在傳統文化中，太陽穴代表者陰陽 —— 左邊太陽穴為太陽、右邊太陽穴為太陰。倘若太陽穴不夠飽滿，額頭就會顯得扁平。由此可見，太陽穴對於一個人的重要性。

天生太陽穴缺陷的女性，渴望透過整形的方法，達到太陽穴豐滿的目的；還有一類人，就是年齡漸長的女性，同樣會出現「年老性太陽穴缺陷」的問題。

年輕時，很多女性，從額部向顳部可以畫出一條圓滑的曲線，但隨著年齡增長，這部分的飽滿程度出現下降，皮膚和肌肉組織開始老化，導致凹陷，曲線出現頓挫。所以，太陽穴不過飽滿，也是「年老色衰」的一個象徵，困擾著很多中年女性。

太陽穴豐滿整形手術，最常見的是透過注射手法，如注射玻尿酸。玻尿酸作為最為主流和常見的組織填充劑，可以很好地解決此太陽穴凹陷的問題。多數女性，無論先天性還是年老性太陽穴缺陷，都會採用這種方式進行整形治療。

玻尿酸注射的方法，首先會採取區域性麻醉，然後在頭內做一個長約僅為 15 公釐的切口，進行玻尿酸注射，最後進行縫合。每側玻尿酸豐太陽穴時間約 15 分鐘，所以，這種整形速度非常快，具有無痛苦的優點，不僅能讓臉型更加圓潤，還可以防止額部皮膚和肌肉鬆弛，讓整個臉部都保持年輕的狀態。

玻尿酸注射是整形中最常見的手術方法，不僅可以用於太陽穴豐滿，也能適用於其他整形項目。正是因為這種整形方式最為常見，具有價格實惠、術後反應較小的優勢，同時成本較低、手術風險很小，幾乎所有整形醫院，都會主推這種形式。所以，我們在選擇時，就更應該有所注意，不要因為玻尿酸注射最為常見，就降低考察醫院、醫師資質和能力的標準，導致出現大問題。近年來，很多關於玻尿酸注射的整形失敗案例，都是因為患者太過掉以輕心造成的。曾經有過這樣一則報導：

42 歲的鄭女士，偶然透過好友貼文，看到一個人在發布「整形」的推薦廣告。因為是朋友的緣故，所以鄭女士相信了這位自稱是「韓國歸來」的醫生，並來到她的工作室。經過一番了解後，鄭女士選擇了太陽穴豐滿整形手術，渴望改變自己太陽穴凹陷嚴重的問題。她花費了 29,000 元，手術順利進行。但是過後沒幾天，她卻發現自己的太陽穴越來越紅腫，最後長出了大包。到了合格醫院，她才知道，原來那家所謂的工作室，用的根本不是進口玻尿酸，而是根本不知道品牌的「生長因子」！結果，她多花了數萬元，才讓自己康復，可謂得不償失！

選擇玻尿酸手術進行太陽穴豐滿整形，必須選擇合格醫院和有經驗的醫師，這樣才能保證安全有效。在網路上，破尿酸整形的價格區間非常大，儘管我們不能說最貴的一定沒有問題，但這類產品同樣遵循「一分錢一分貨」的市場原則，不要因為貪圖便宜，帶給自己不必要的麻煩。

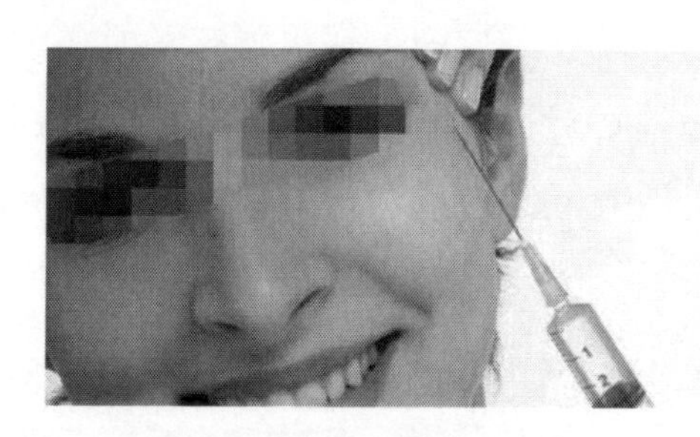

圖 8-5 破尿酸注射

同時，這兩個小細節，是我們在進行玻尿酸注射前必須特別注意的：

1. 一定要做完整的身體檢查，確定身體是否有傳染性疾病或發炎。如果有，那麼等到徹底痊癒後再進行。
2. 女性朋友在手術之前最好要避開經期，也不要化妝。

還有一種太陽穴豐滿整形手術，名為「假體填充法」。這種整形手術，主要利用的是矽膠材料。醫師將會根據臨床表現來雕刻假體，然後在髮際線處微微開口，藉助內窺鏡，將矽膠植入太陽穴之中。這種手術，同樣需要區域性麻醉，通常持續時間在 50 分鐘左右。

假體填充法曾經有一段時間非常風靡，但因為假體始終充滿異物感，所以漸漸被市場淘汰。並且，它的限制也很多：年齡過大、患有其他較重的疾病者無法實施微創手術；同時，身體尚未發育穩定的年輕女孩也不能採用。

另有一類填充法，使用的主要填充物為膨體。膨體是一種全新的臉部填充材料，非常穩定和柔韌，能夠達到自然逼真的效果。不過，這種填充法需要在臉部進行較大的切口，手術需要過程非常複雜，一旦捲曲摺疊就會產生不可逆的效果。同時，它的價格也較貴，所以目前這種方式僅存在於部分醫療整形機構之中。

除了玻尿酸注射、假體填充整形，「自體脂肪填充」的整形方式，同樣可以達到太陽穴豐滿的目的。

相比較玻尿酸注射，自體脂肪填充的方式，將會更加側重於愛美者自身的身體客觀條件。女性朋友需要先經過嚴格的體檢，確定是否能夠進行抽脂；隨後，醫師會利用抽脂手術，從臀部或其他部位抽取脂肪，然後再經過嚴格的過濾與提煉，並進行純化培養。最後，脂肪細胞再被填入太陽穴部位。

因為自體脂肪填充整形方式採用的是自己的脂肪細胞，所以它能夠在肌體的生理環境中更加自然生長，術後效果更為明顯，太陽穴飽滿。

這種整形方式，切口微創非常小，幾乎不留下任何疤痕，術後很快就可以進行正常的工作與學習；同時，它也避免了其他材料填充造成的肌肉生硬、表情呆板的情況出現，注射後的太陽穴手感好、形態自然、線條流暢，並富有彈性，完全沒有腫脹的現象，所以越來越受到客戶的關注。很多美容整形機構，都開始推薦這種更加綠色、環保的整形手術模式。

自體脂肪填充整形，不僅可以讓太陽穴呈現飽滿的狀態，還能有效改善額部凹陷、顴弓過高、額頭窄的情況。自體脂肪填充整形，將會根據患者，一次或兩到三次施作後，即可達到想要的目的。自體脂肪的優勢就在於一旦脂肪細胞存活後就會與身體融為一體，不會消失。所以，這種整形方式越來越受到推崇。

選擇哪一種整形手段，我們都需要與醫師進行溝通、確認，找到最適合自己的方案。在此，我需要向所有愛美女士做出重要強調，這些細節都是我們在進行太陽穴豐滿整形前後時，必須特別注意的：

第一，在注射後 24 小時內，盡可能不要觸碰注射區域，避免導致傷口感染。

同時，保持皮膚清潔乾燥。一旦發現注射部位有問題，應當第一時間尋求醫師幫助，而不是自己塗抹外用藥，或用水擦洗。否則，有可能出現更嚴重的問題。

第二，注射當日，一定不要使用任何化妝品。

第三，術後 24 小時內，盡量不要洗澡，尤其是避免三溫暖等蒸汽洗浴。直到複診，醫師說明沒有問題後，我們再進行洗浴。

第四，手術確定時間後，14 天內我們不要再吃阿斯匹靈類藥物，以免手術後造成注射區出現青腫和流血。

第五，手術前一個星期，盡量避免食用刺激性食物和易過敏的食物，術後同樣需要遵循這個原則。

04
額頭豐滿整形技巧

有一句話說得好：「敢露額頭的美女，才是真正的美女！」

額頭，是一個人臉部重要的組成部分，它占據了臉部三分之一的位置，對完美臉型有著至關重要的影響。我們會發現有這樣一類女生：她們永遠都留著厚厚的瀏海，將額頭擋住，看起來很可愛；然而當她們將瀏海掀起來後，卻看到整個人的氣質大變，讓人大失所望。所以，她們只好黯然神傷地將瀏海放下，從此將額頭藏匿了起來。

2016 年，社群平台就發起了一個很有意思的活動：「露額頭才算是美女」。結果，很多網友們熱情參與，一些女孩子的露額照得到了眾多網友的一致好評；而另一些卻讓網友進入爆笑狀態，那些「齊瀏海美女」，一旦暴露出額頭，立刻讓人跌破眼鏡。

現代美學非常推崇飽滿的額頭，它會讓女性的五官更加立體、美觀，更充滿年輕的特質。

額頭扁平或是凹陷，是一些女性朋友存在的先天性缺點，結果導致整個人的氣質打折。而隨著整形手術越來越成熟，自身的不足都可以透過後天的改造來使自己的容顏更加漂亮，額頭豐滿自然也不在話下。對於那些不敢露出額頭，又厭煩了透過瀏海、化妝等方式來掩蓋不足的女性，進行額頭豐滿整形，可以大大提升自己的自信，煥發出青春亮麗的色彩。

與太陽穴豐滿整形相似的是，額頭豐滿整形手術，同樣主要為注射豐額頭、假體豐額頭和自體脂肪豐額頭。不同的微創手術形式，會帶來不同的特質，我們應當按照自己的特點進行選擇。

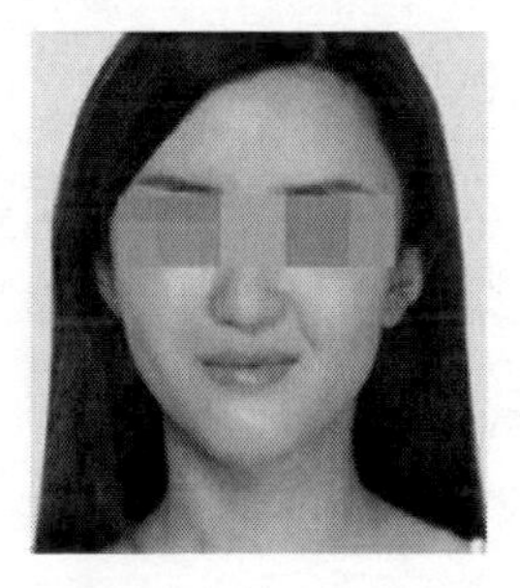
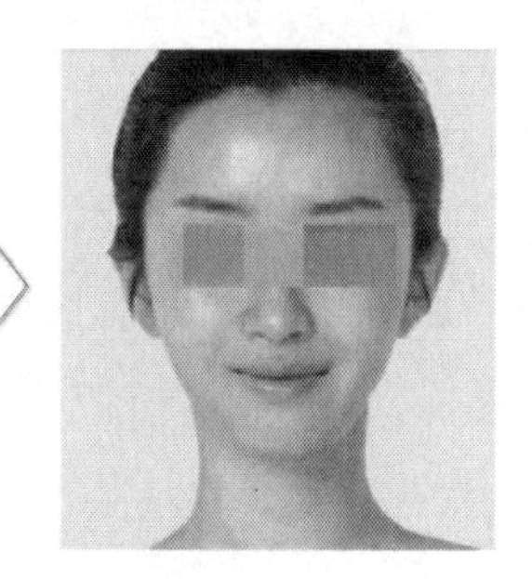

圖 8-6 額頭豐滿效果對比

1. 注射豐額

注射豐額主要透過玻尿酸。這種整形，會透過多層次、多點的注射方式，向額部骨及軟組織內填充美容注射材料來充盈扁平的額部。玻尿酸會進入額頭部分，並與原有的組織想融合，從而使內部充實，一次達到皮膚膨脹的目的，最終實現額頭豐滿。除了玻尿酸外，膠原蛋白也是常見的方法之一。

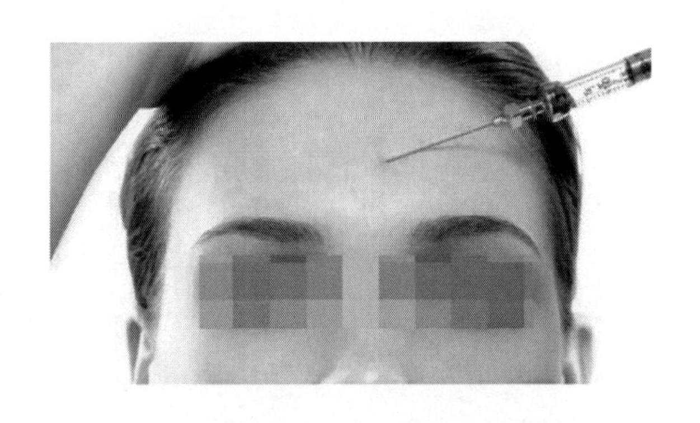

圖 8-7 注射豐額頭

藉助這種注射豐滿的方法，很多人在手術後，能夠立刻感受到額頭飽滿的狀態。所以，多數美容機構，都是選擇這種注射豐滿的方法。不過，玻尿酸注射也有一定的缺點：藥液很容易被吸收，飽滿效果逐漸降低，並不能達到永久的目的。通常來說，這種注射可以維持三個月左右的效果，因此我們會選擇一年進行多次注射，保持額頭飽滿。

2. 假體豐額

假體豐額，主要藉助的材料是矽膠假體或膨體。醫師會在髮際線進行微創切割，然後將材料透過切口植入額頭凹陷處，以此達到提升額頭飽滿度的效果。這種微創手術，具有成形較好、方便取出的特點，並且可以達到終生的效果，無須擔心持時間的長短具有永久性。同時，假體會大大減少額頭的皺紋。

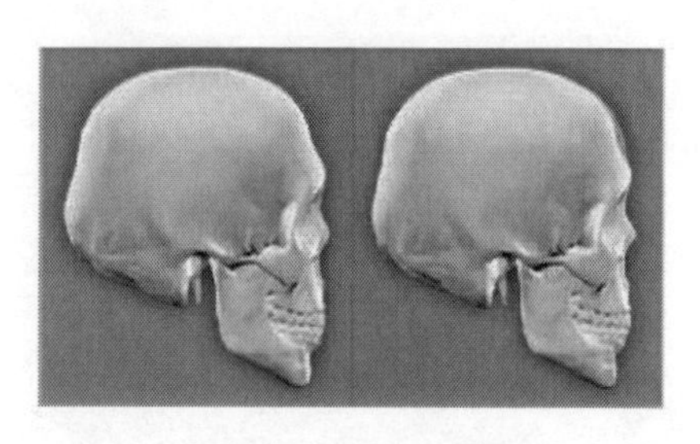

圖 8-8 假體豐額頭

3. 自體脂肪豐額

自體脂肪豐額，與太陽穴豐滿整形類似，同樣需要透過對人體脂肪較厚的部位進行採集，如腹、臀、大腿和上臂等。透過藉助活性細胞的填充，將其植入於額頭出。因為是採用自身脂肪的緣故，不會出現排斥反應，效果更好，達到永久效果，所以是很多女性首選的整形手段。藉助這種整形方式進行整形，額頭的飽滿度更佳，弧度更為自然，臉部線條流暢，效果更為理想。

不過，自體脂肪豐額，有時候需要多次進行。因為，人的身體會對自體脂肪細胞進行吸收。所以，我們可以採取多次整形的方式，每次適量均勻，保證血液供應的正常。一般來說，經過 2 － 3 次的自體填充，脂肪細胞就會不再被吸收。這種更為健康的整形方式，不僅會讓額頭部分飽滿起來，同時也能縮小其他部位的脂肪堆積，因此具有一舉兩得的效果。

自體脂肪豐額儘管是最健康的整形方式，但並不等於，它完全沒有危險，或是適合任何人。我們必須了解其中的一些風險，這樣才能最終做出決定：

首先，脂肪量不足，是一些人會出現的情況。是否採取自體脂肪豐額手術，需要看一個人的體質。因為有些人對與自體脂肪的吸收非常強，只要植入其中，很快就會將其吸收，無論做多少次都是一樣。所以這種體質的人，自體脂肪填充整形技術就很難達到效果。因此，在手術之前，我們最好進行詳細的體檢，看看自身體質是否適合，再做出決定。

其次，自體脂肪豐額頭整形，存在著一定感染的可能性。一般來說，自體脂肪豐額頭整形通常都不會出現排斥現象，因為畢竟採取自身脂肪細胞，這是與自己身體相適應的。但是，如果在手術過程中，醫師沒有嚴格注意消毒，就有可能出現感染的情形。所以，即便選擇合格的醫療整形機構，我們也要仔細諮商手術細節，保證醫師能夠嚴格規範，這樣才能在安全的基礎上呈現美麗容顏。

再次，自體脂肪豐額頭整形還有一個小風險，就是脂肪填充過量。通常來說，自體脂肪豐額頭整形，都會進行多次手術，每次採取適量均勻。但是如果一次注射量過多，對於某些體質的人來說，會造成脂肪供血不足，導致脂肪壞死。一旦出現這種情形，額頭效果反而會更差，甚至出現坑坑窪窪的情形。

最後一種風險，就是脂肪移動。脂肪移動，會造成額頭處出現皮下結節的情況出現，導致額頭並不平整，出現不對稱。儘管這種情況非常少見，但是在進行整形之前，我們還是應當有所注意和了解。

種種方式，都會讓額頭呈現豐滿的狀態，自身美感大為提升。所以，我們可以選擇最適合自己的手段，進行整形手術。這三種手術，都不是過於複雜的手術，只要選擇資質齊全、經驗豐富的整形機構和醫師，都可以達到相應目標。這一點至關重要，因為很多看似價格便宜的整形機構，打出了各種宣傳噱頭，但注射的卻是所謂的「生長因子」，結果給顧客帶來了非常大的傷害。有一個年輕女孩，就曾吃了這個大虧：

2016 年，孫女士來到某家新開業的「整形工作室」，花費近 20,000 元，選擇「生長因子」豐額頭整形。看起來這個價格非常便宜，並且手術後孫女士的額頭的確飽滿了，但僅僅兩個月後，問題就來了。孫女士的額頭突然開始發紅，最後甚至凸出了一個大包。側面看就像雞蛋一樣，成了「壽星公」，為此，她不得不走上了漫長的訴訟路。

我們在某些整形工作室宣傳手冊上，會看到「生長因子」這四個字。這種看起來似乎很神奇的醫藥品到底是什麼，是否進行過臨床試驗，是否透過相應檢測？即便我們真的帶著懷疑向機構進行諮商，得到的答覆，通常也都是非常模糊的。這些機構採取故弄玄虛、故意隱瞞等手段進行推銷，倘若我們輕易相信，很容易帶給自己的健康危險。

那麼，到底什麼是生長因子？其實，它就是一種可以讓細胞增長的因子，主要應用於臨床之上，能夠幫助患者的傷口癒合。通常來說，我們在傷口周圍塗抹細胞生長因子，會促進傷口的細胞生長，達到快速癒合的目的。

生長因子的確有活躍細胞的作用，但是，相關法規明確規定：生長因子不允許用於注射，只能進行外用！所以，合格醫療機構，我們絕不會看到「將生長因子注射體內」的宣傳。那些資質不足、實力有限的美容機構，之所以採用生長因子進行注射，僅僅是因為這種產品的價格低廉！所以，用生長因子進行注射，不僅不要說美，更是對自己的健康開玩笑！

05
長曲線下顎角整形技巧

什麼樣的臉型，能夠稱得上為「完美」？或者說，最接近完美？自然就是瓜子臉型，這是無論任何一個時代，都最讓人感受到美感的臉型。因此，絕大多數想要進行臉部整形的女性朋友，都渴望達到瓜子臉的效果，擁有一個曲線優美、狹長的下巴。尤其是對於圓形臉型、方形臉型的女性來說，這種渴望就更加明顯。

完美的臉型是打造出來的。想要呈現出瓜子臉型，長曲線下顎角整形顯然最能滿足內心的需求。很多圓形、方形臉型的女孩子，都透過這個整形重塑自我，展現出美的姿態。而這個整形技術，如今也已經非常成熟，可以滿足絕大多數愛美者的需求。

除了適合圓形、方形臉型，長曲線下顎角整形同樣還適用於這兩類人：

第一種人，是下顎角兩側不對稱，凸出的特點就是單側或雙側下顎角非常凸出；

第二種人，則是臉部上下寬度比例不協調。它的凸出特點，就是兩下顎角間距接近或大於兩顴突間寬度，結果導致臉龐過大、過寬。

而長曲線下顎角整形，則能大大改善我們的臉型缺點。這個手術具有恢復快速、疼痛較低的特點，並且有很多種形式，每個愛美人士都可以根據自己的身體特質進行針對性選擇。這個整形手術對皮膚創傷非常小，幾乎沒有任何疤痕，可謂最完美的「臉型易容術」。

我們在很多醫療機構的宣傳手冊上，能夠看到關於長曲線下顎角整形的各種簡介，通常看到的第一種，叫做口外切口整形。所謂口外切口，就是在下顎角處做一個3－5公分的切口，然後切除下顎角，達到曲線延長的目的。這種技術的優點在於安全，不需要複雜的設備和器械，在醫師直視的狀態下進行。

第二種形式，是「耳後切口」。這種整形方法，是從耳朵後面切出一個3－4公分的切口，然後透過器械切出下顎角。相比口外切口，耳後切口的傷口處更為隱蔽，手術過程較為簡單，也是不少女性的選擇。

第三種形式，是口內外聯合整形。從名字即可看出，它會採取內外部聯合切口的模式。首先，醫師會在口腔內切出3－4公分的切口，再在下顎出切出兩個0.5－0.8公分的切口，這樣就會更加方便地去除下顎角，同時切除或磨削下顎骨外板和下顎緣。這種整形模式，主要適合下顎角過於肥大的女性，但缺點就是下顎的微切口，及經過一段時間才能回復。

第四種下顎角整形方案，是下顎下微切口。這個方案就是單純在下顎出切出 0.5 － 0.8 公分的小切口，藉助醫療電鋸完成所有手術過程。經過 3 － 6 個月的保養，切口徹底消除。

這四種不同的整形，僅僅做了簡單的介紹，因為目前最好的整形方式，是完全口內切口。這種模式，完全避免了以上四種需要在臉部進行切口的問題，所有手術都在口腔內完成。醫師會在口腔內切出 3 － 4 公分的切口，然後透過微創手術，截除肥大下顎角，同時切除或磨削下顎骨外板和下顎緣，並切除部分咬肌。這樣一來，我們避免了臉部出現傷口，弧度更為自然，所呈現的臉部曲線更修長。同時，口內切口的恢復速度，也明顯比臉部切口快了很多。所以，這種形式，是目前效果最好、危險度最低的長曲線下顎角整形。

完全口內切口整形有一套嚴格的手術流程，我們在進行之前，也要有一定的了解和熟悉。

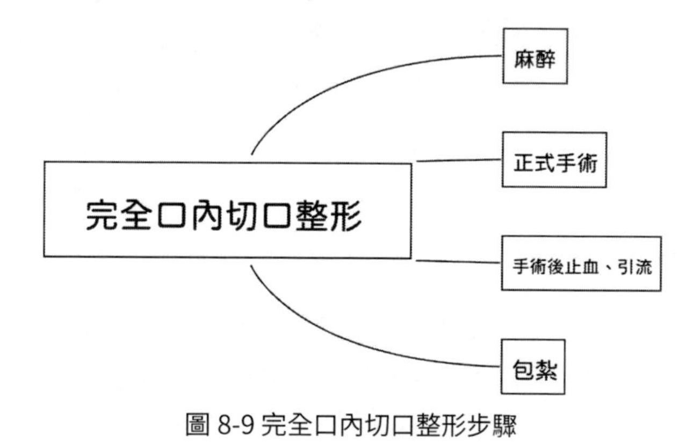

圖 8-9 完全口內切口整形步驟

第一步，是麻醉。一般來說，臉部整形會有區域性麻醉和全身麻醉兩種形式，都能達到麻醉的目的。如果身體允許，那麼最好採取全身麻醉的形式。因為在進行手術的過程中，女性朋友可能會感到器械的震動而產生心理不安，出現身體其他部分的顫抖等，影響醫師的手術。而全身麻醉，則會避免這樣的問題。

第二步，則是正式手術。這個過程，我們僅需遵從醫生指示，保持內心的平靜即可。長曲線下顎角整形通常在 30 分鐘左右即可完成，所以不必太過緊張。

第三步，就是術後止血、引流。因為下顎角整形需要切除一定的骨頭，所以手術結束後，醫師需要在骨頭傷口處塗抹相應藥物，並在縫合傷口時安放引流管。通常第二天，引流管就可以拔出。

最後一步，就是包紮。透過包紮臉部，既造成一定的止血作用，幫助臉部塑型。

透過這四步，一場完美的長曲線下顎角整形完成，我們經過一段時間的休息，即可擁有一張堪稱完美的瓜子臉！

很多圓形臉型、方形臉型的女性朋友，或是對自己臉型不太滿意的女性朋友，都渴望透過長曲線下顎角整形，擁有一張完美的瓜子臉。但是這不等於，我們就能隨意進行相關手術。愛美之心，人之常情，但是對於長曲線下顎角整形，以下這幾種情形，是不適合進行的。

如果有顏面神經麻痺的情況，不能進行整形手術，避免帶給臉部神經永久創傷。

疤痕體質者不適宜進行。所謂疤痕體質，就是指某一類人當傷口癒合後，表面的疤痕不僅沒有消除，反而持續擴大，甚至會出現疼痛、紅癢等症狀。所以，這類女性如果做微創手術，反而會造成臉部出現疤痕。

如果患有嚴重的口腔疾病，如牙周病、口腔潰瘍等，並且長期反覆出現，同樣不適宜長曲線下顎角整形。同時，心臟病、肝炎、腎炎的朋友，同樣不適宜。

如果曾經出現過臉部神經受損，那麼長曲線下顎角整形也不建議嘗試。因為這個手術有可能會損傷顏面神經下頷緣支，嚴重者甚至導致降口角肌和降唇肌出現癱瘓。

除此之外，下顎角整形並不適合未成年女孩。事實上，絕大多數的整形，都不建議未成年女孩嘗試。儘管近些年來，整形越來越呈現低齡化特點，但未成年女孩的發育尚未完整，無論身體還是內分泌系統都處於不穩定的階段，再輕微的手術，都有可能造成不可逆的傷害。

而從這些注意事項中可以看到，儘管長曲線下顎角手術屬於整形的領域，具有見效快、手術風險低的特點，但它同樣有很多禁忌。這就更加要求我們，必須選擇合格的醫療機構進行整形。

很多不合格的醫療機構，對患者僅僅進行非常簡單的檢查，很多潛在危險沒有進行深度檢查和了解，結果造成了各種整形醫療悲劇。選擇口碑好、資格完整、經驗豐富的醫療機構，是對自己健康、美麗的負責。

臉型是一個人氣質、文化特徵的外部展現，呈現出了不同的美學內涵，所以對於長曲線下顎角整形一定要謹慎。儘管這類手術迅速、風險低，但是如果沒有正確的認知和保養技巧，同樣會為自己帶來大麻煩。所以，無論手術前還是術後，我們必須按照醫師的要求做好準備。

手術前注意事項：

第一，一定要進行完整的檢查，如果發現身體有不適宜之處，立刻停止手術。

例如，有牙周病、齲齒、口腔潰瘍等。同時，我們還要進行血、尿的常規化驗檢查，一定要讓身體處於最健康的狀態再進行。

第二，要和醫師進行詳細的交流，說明自己曾經的疾病史，尤其在心臟病、肝炎、腎炎、肺炎等這些疾病上。不要為了美隱瞞相關資訊，否則一旦出現醫療事故，一切結果都是不可逆的。

第三，手術前應停用阿斯匹靈、避孕藥和某些會引起出血增加的抗炎藥物。

第四，避開經期。

整形手術結束後，我們還要注意好這些細節：

首先，一般來說，手術結束後我們應當在醫療機構留院觀察一到兩天，待沒有問題後在出院。在家休養十天左右，讓軟組織腫脹徹底消退後，再進行正常工作。

其次，手術結束後的 72 小時內，吃飯應當以流質食物，如牛奶、果汁、肉湯等，保護口腔衛生。

再次，手術結束 72 小時後，可以適當進行半流質食物的涉入，如優酪乳、雞蛋羹、稀飯等。在一個月之內，盡可能不吃堅硬的食品，如花生、堅果等，避免骨骼的錯位。同時，盡可能避免大笑。

06
臉部抽脂整形的技巧

完美的面容，不僅與臉的形狀相關。很多人都見過這樣的女孩子：她們看起來青春亮麗，臉型就是標準的瓜子臉，但總讓人感覺到有一點不舒服，似乎與完美總是差了那麼一點。阻撓她呈現完美姿態的，正是「脂肪」。再精緻的五官，再瓜子一樣的臉型，倘若臉部脂肪過多，變成一張「大肉臉」，整體氣質大打折扣。

所以，我們不要總注意臉的形狀，卻忽視了臉的大小。在這個以「巴掌臉」為美的年代，臉部脂肪過多，就會帶來臃腫的感覺。臉部脂肪堆積，勢必會產生這樣的效果：

1. 臉部輪廓模糊，所有五官都不夠清晰；
2. 脂肪呈現過於鬆垮，導致臉部皮膚鬆弛下垂；
3. 脂肪分布不均勻，導致一側臉頰過寬，一側過窄，變成常說的「大小臉」；
4. 下顎處脂肪堆積嚴重，變成雙下巴。

沒有一個女孩子，希望自己的面容呈現這樣的狀態，這簡直就是長相的大忌！原本潛力極佳的容顏，卻被「胖」字

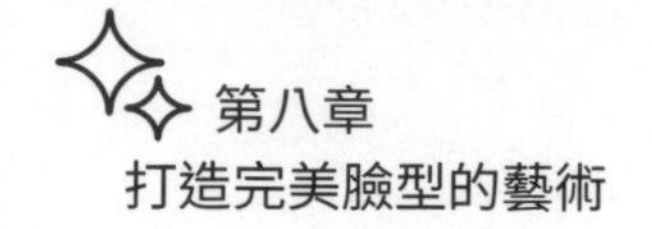

徹底遮蓋。所以，進行臉部抽脂整形勢在必行。

抽脂整形，這是最為常見的一種微整方式，腹部、手臂、下肢……透過抽脂，我們達到整形塑形的目的，將自身內在氣質得以展現。很多女性朋友，都曾經歷過這種抽脂整形。不過，臉部抽脂與四肢軀幹抽脂有著明顯不同。例如，最常見的頰部抽脂，需要在臉部切口。而臉部相比身體其他部分，神經細胞分布更為廣泛，尤其是臉部兩側，同時還有很高的對稱要求，因此切口不僅需要繞開神經細胞密集區，還要達到隱蔽性極高的目的，手術更為複雜。

還有一種臉部抽脂手術，叫做下顎抽脂。這種抽脂手術，針對的就是「雙下巴」問題。雙下巴會打破臉部清晰地輪廓，五官變得模糊，同時脖子顯得短且粗，是審美的大忌。這一切，都是因為下顎部位的脂肪堆積過多造成的。而透過下顎抽脂，脂肪會快速去除，恢復年輕的活力。

當然，有的女孩子，會採取運動、吃減肥藥、按摩等方法，但最終的效果並不好 —— 身上得到了有效鍛鍊，減肥效果明顯，但臉部的脂肪卻始終不見減小。

為什麼會出現這種情形呢？因為傳統的有氧運動等方式，會為軀體帶來明顯的運動效果，但臉部脂肪的運動很少，脂肪難以轉化。所以針對臉部的脂肪問題，抽脂手術才是最行之有效的方法，遠期效果也會更好。

臉部抽脂整形的技術原理，是透過溶脂儀在體外先把脂肪溶解，然後透過導流管導流出來。這種技術，避開了神經與血管的摩擦，安全係數大為提高，同時也避免了因為不均勻抽脂造成的凹凸不平的情況。幾乎所有臉部抽脂技術，都是在這種模式下進行的。

目前，最常見的一種臉部抽脂整形，叫做「超音波抽脂」，它是利用超音波的能量選擇性地破壞脂肪細胞，再透過負壓吸除脂肪組織。這種手術形式，因為傷口較小、風險較低，是目前最為安全的一種方法。

還有一種臉部抽脂整形方式，叫做「共振抽脂整形」。這種整形方式，主要是透過臉部輕微切口，向深層脂肪注入醫用膨脹液。這種膨脹液會讓脂肪細胞產生水腫，再透過負壓吸引的方式，將脂肪排出體外。

共振抽脂有一個好處，就是可以同時配合自體脂肪移植手術，例如，臉部抽脂時同期進行長曲線下顎角整形，抽出的脂肪可以直接利用。它還有一個優點：在溶解脂肪的同時，把深解的脂肪細胞吸出體外，大大縮短手術時間，因此是目前非常主流的一種臉部抽脂整形方式。

第三種較為主流的臉部抽脂整形，是「電子抽脂手術」。電子抽脂手術需要藉助相關設備，透過手柄上的兩根 1.6 — 2.5 公釐的針式電極插入脂肪層，一根針植入麻醉劑，另一根則產生高頻電磁場，以此破壞脂肪組織。同時，另一根針開始進行抽吸，將高密度脂肪排出體外。因為這種手段的特點在於「破壞」，所以吸收出來的脂肪組織無法再次利用，但它的好處是手術後傷口非常小，不需縫合即可痊癒。

更為新穎的抽脂整形，是「雷射抽脂手術」。雷射溶脂是運用一定能量的特殊雷射，經電腦數字定位後在體外對著肥胖部位照射數分鐘，以此將體內脂肪溶化掉，從而達到明顯的瘦身效果。這種全新的抽脂手術，具有「精準手術」的特點：只要劃定一個範圍，即可進行溶脂手術，不會影響其他部分。雷射抽脂的方式，是以 1 － 2 公釐光纖發射雷射進入脂肪層，不會損傷皮膚和神經系統，肉眼幾乎觀察不到任何出血。所以它的效果更好，預示著未來抽脂整形新方向。

相比較其他類型的整形，臉部抽脂整形儘管程序上看起來大同小異，但對於醫師的要求卻更高。醫師不僅要有豐富的臨床經驗，解決臉頰上複雜的神經系統和結構，更要有如藝術家一般的審美觀，可以根據不同女性的臉部情況和特質，進行針對性的手術建議，充分展現女性的氣質特點。所以，當我們決定做相關手術之時，不僅要選擇合格、資料齊全的醫療機構，更要選擇有經驗的醫師進行，如主任醫師等，千萬不可貪小錢而吃大虧。

臉部抽脂整形，有一個小細節是不可以忽視的：手術前檢查。無論哪一種形式，都會進行一定的藥液注射，所以過敏反應測試一定不能缺少，這樣我們才能判斷到底哪一種手段最適合自己，從而對症下藥。

選擇合格的醫療機構、經驗豐富的主治醫師以及最適合自己的抽脂方案，我們就能擁有一張讓所有人都羨慕的「巴掌臉」。在術後，我們只要做好這些注意事項，那麼最完美的臉型就會屬於你。

1. 臉部抽脂整形後的一到兩天，有的女性在傷口處會有一定滲液，對此不必驚慌，這屬於正常反應，只需及時更換敷料即可。
2. 通常術後醫療機構會要求患者住院觀察，倘若我們選擇自行回家，那麼在術後 48 － 72 小時內應當及時複診，拔出引流條。
3. 術後 1-4 天，是傷口的癒合期，在此階段盡可能避免太過激烈的運動。偶爾也許會有一定疼痛，但只要不影響正常生活，就不必過於憂心忡忡。
4. 術後 1-2 週，有的女性抽脂部位會出現一定腫脹、瘀斑，這同樣屬於正常手術反應，不必太過擔心。
5. 對於抽脂的部分，術後會有輕度色素沉澱，通常 1-2 個月後會逐漸消失，回復正常狀態。

第九章

訂製一張明星臉，讓自己更有自信

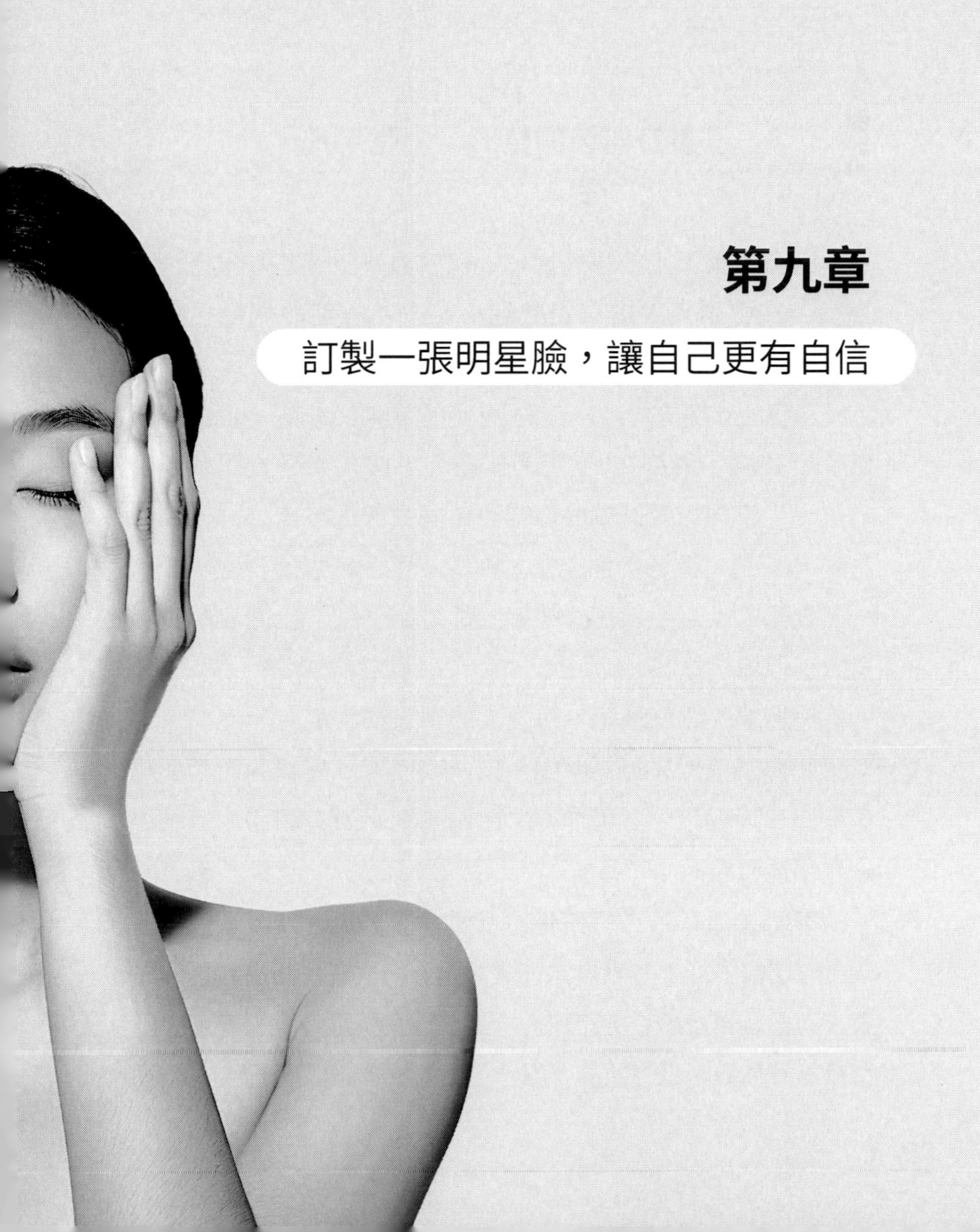

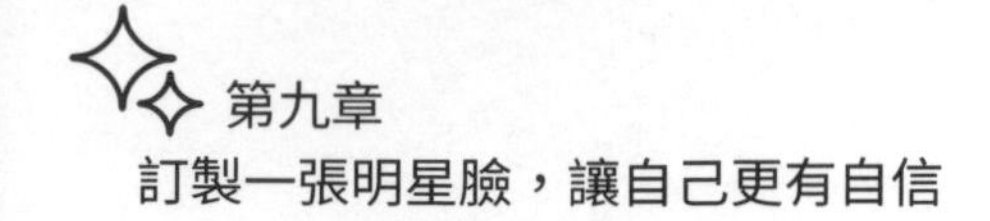

01
量身訂製的整形，擺脫平凡

隨著愛美人士的迅速增多，美容醫學行業也發展迅速。然而，在風風火火的美容熱潮下，千人一面的問題也越發嚴重。

事實上，早在 2013 年韓國小姐選美時，千人一面的問題就引發熱議。縱觀 20 位選美佳麗，每個人都是大眼睛、高鼻梁、尖下巴，她們就好像穿著不同衣服的芭比娃娃。直到 2016 年，這一問題仍然存在，只是人們已經見怪不怪。

愛美人士之所以選擇整形，都是為了讓自己的容顏更具魅力，但如果每個人都長得一樣，又何談魅力呢？

美麗離不開個性化。每個人的審美情趣都有所不同，尤其東西方審美差異更為明顯。但一般而言，美麗的內涵都離不開這五大要素：對稱均衡、比例協調、節奏韻律、對比統一和個性和諧。

每個人都有著自己美麗的一面，只是沒有被發現而已。之所以選擇整形，其實是為了遮蓋臉上的瑕疵，凸出自己的美麗，而不是讓自己長得和別人一樣。但在整形時，很多人卻是直接拿著某個明星的照片，說一句：「照這個樣子去整。」

任何愛美的女士都不該這樣去做整形。美麗的五大要素中，無一是絕對值，而都是相對值，它們正是相對每個人自身而言。事實上，即使是同一張臉，長在不同的人身上，其效果都可能有天壤之別。

這樣的容顏或許對稱均衡，但是否與你的身體比例相協調，又是否與你的氣質韻律相統一呢？每個人都有著自己的個性，無論是五官、身材，還是年齡、氣質，都存在細微的差別，因此，千人一面其實是對所有愛美人士的不負責。

要想塑造美麗容顏，就從拒絕千人一面開始，只有訂製整形，才能真正訂製你的美麗。那麼，如何訂製呢？我們給出以下建議：

1. 結合「三庭五眼」定律

「三庭五眼」是國際認可的五官黃金比例，每個人的臉型都是固定的，無法做出大幅調整，卻可以透過整形，讓自己的五官比例趨近「三庭五眼」。

「三庭五眼」究竟是什麼？

在臉部正中畫一條垂直軸線，再在眉弓頂部和鼻翼下緣，畫出兩條平行線。

如此一來，垂直軸線就會被分為三部分，分別是從髮際線到眉間、從眉間到鼻翼下緣、從鼻翼下緣到下巴尖，如果這三部分長度相等，即所謂「三庭」。

「五眼」則指眼睛所處的平行線，在這條平行線上，如果兩個眼角外側到同側髮際線邊緣，以及兩眼之間，都是一個眼睛的長度，即這條平行線剛好是五個眼睛的長度。

在「三庭五眼」的基礎上，五官黃金比例也衍生出「四高三低」的概念。「四高」分別是額頭、鼻尖、唇部和下巴尖；「三低」則是指兩眼之間、人中和下唇下方三個凹陷。其中，鼻尖應當是最高點，而深深的人中溝、明顯的人中脊則是美麗五官的必備。

訂製整形就是結合「三庭五眼」和「四高三低」定律，根據女士臉部特徵，進行相應的整形，使五官比例趨近黃金比例。

2. 藉助大數據之力

隨著愛美人士的不斷增多，整形案例也不斷累積，國際上也形成了專業的五官整形案例數據庫。其中，ISAPS（國際整形外科協會）更是推出了109個公認的五官整形美學標準。

任何個體都擁有專屬於自己的美麗，而訂製整形則是挖掘出這份獨特的美。

但美麗的不可複製，也意味著，無論是愛美人士，還是診治醫生，都需要根據女士的個性特徵，訂製自己的專屬美麗。而想要實現這一點，就需要大量的經驗作為累積。

相比於某個醫生個人的從業經驗，大數據累積下的案例庫無疑更加豐富。因此，在訂製美麗時，也需要藉助大數據之力，從豐富的案例庫中提取經驗，避免思維定式造成的千人一面，從而提高訂製美麗的效率和成功率。

3. 植入韻律客製化概念

很多愛美人士在追求美麗的時候，都只考慮到自己的五官，而忽視了五官與個人節奏韻律的對比統一。如果一個青春亮麗的少女臉上，是一副成熟美豔的臉龐，她當然會讓人覺得彆扭，而無法感受到美麗。因此，在客製化整形中，除了五官訂製之外，也要植入韻律客製化的概念。

人的節奏韻律與多個因素相關，如年齡、受教育程度、工作等等。整形無法讓節奏韻律大變樣，卻可以適應並調整人的節奏韻律。韻律客製化概念可以分解為兩部分：

適應人的節奏韻律

在生活閱歷的累積下，每個人都會形成自己的節奏韻律，這種韻律通常較難改變，此時，在訂製美麗時，則要適應人的節奏韻律，讓容顏與韻律統一。

有些女士在職場十分強勢，堪稱「女強人」的楷模。那她們在訂製整形時，則要符合其職業女性的特質，以免改變她們本身的「氣場」。

調整人的節奏韻律

隨著生活環境的變化，人的節奏韻律也需要適當的調整，如果調整不及時，也可能對自身造成傷害，而訂製整形也可以幫助人們調整節奏韻律。

比如，很多女孩剛畢業進入社會時，都無法擺脫身上的「學生氣」，甚至保留長達兩三年。這種「學生氣」雖然能夠展現出一種青春美，卻可能影響其職場發展。此時，則可以透過訂製整形，讓自己的容顏更趨向於「時尚白領」。

所有愛美人士都要明白，美麗沒有絕對。明星美麗的容顏，卻不一定適合你，只有透過訂製整形挖掘出專屬於自身的美麗，才能真正擁有自己的明星臉，而千人一面反而會讓自己淪落平庸。

02
塑造屬於自己的明星臉

每個人都能擁有自己的明星臉，但這並非對明星容顏的複製，而是做自己的明星。

隨著整形醫療技術的不斷發展，現在的合格醫生大多具有精湛的手術技術和設計經驗，能夠藉助各種整形手段，滿足愛美者幾乎全部的整形需求。

對於愛美者而言，切忌在容顏上追求「與明星同款」。與其追求與明星擁有相同的五官，盲目地追求「大眼睛、高鼻子、尖下巴」，不如藉助訂製整形凸出自己的五官形態、臉部輪廓，形成和諧統一的美，從而打造自己的明星臉。

而整形醫生也絕不能僵化思維，忽視美的個性化，而應該根據每個人的自身條件，遵循美學標準和原則的同時，與愛美者充分溝通，再設計出相應的整形方案。

訂製一副明星臉，並非把明星的容顏複製到自己的臉上，而是透過整形，煥發出專屬自己的獨特魅力，讓你成為真正的明星。而要做自己的明星，就要學會打造明星臉。縱觀明星們的美麗容顏，其美麗重點主要集中在眼睛、鼻子和下巴三方面。

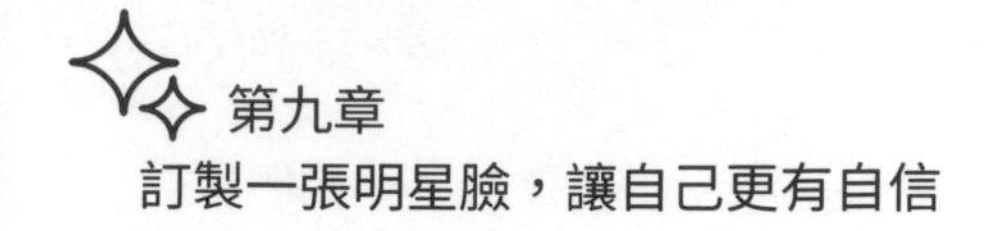

1. 神采之眸

在五官當中，眼睛最為傳神，它也被稱為「心靈的窗戶」。因此，在明星臉上，眼睛占據十分重要的作用。「三庭五眼」中的「五眼」就是以單眼長度衡量臉寬度。

而單從眼睛來看，一般來說，外眼角為60°，內眼角為48°－55°最佳。

如果眼睛過短或過小，則可以選擇開眼角手術解決。開眼角手術是一種擴大眼睛橫幅的手術，氛圍開內眥和開外眥兩種手術，其效果都在於使眼睛變長、顯大。

開內眥手術能夠透過開啟內眼角，縮短過寬的兩眼間距，由此形成的眼角窩，也能讓鼻根的更高，從而增強臉部的凹凸感。

開外眥手術即切開眼尾，由此延長眼睛的水平長度。透過使眼裂變長，能夠實現「放大」雙眼的目的，從而讓眼睛顯得更加有神。

開眼角手術之所以被廣泛使用，除了其在訂製明星臉方面的巨大作用之外，其手術本身設計也十分精妙，手術創傷極小。在術後，手術的切口能夠與皮膚皺褶相重疊，也可以隱藏在眼角凹陷的陰影中，使得從皮膚表面完全看不到明顯的疤痕，術後的眼形也顯得更加自然。

在選擇開眼角手術時，為了訂製自己的明星臉，一定要針對自身的眼形、五官比例進行設計，有需要的話，也可以將之與雙眼皮手術等眼部整形綜合使用，打造出適合自身的眼部形態，雕琢出極具東方魅力的眼形。

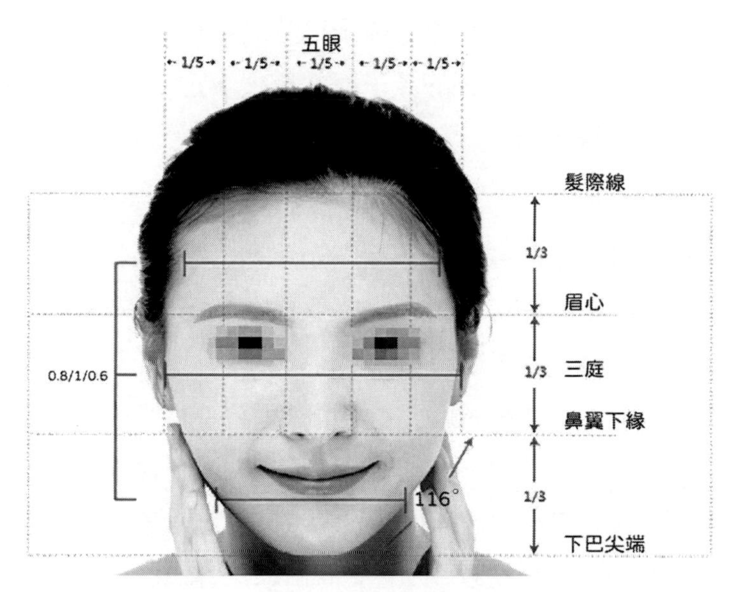

圖 9-1 「三庭五眼」中的「五眼」

2. 性感之鼻

在人的臉部五官中，鼻子最為立體，並占據臉部的核心部位。因此，在訂製明星臉中，鼻子最為重要。鼻子作為臉部的「主心骨」，一個高挺漂亮的鼻子能夠讓整個臉部變得立體，這對於打造成熟性感容顏而言尤為關鍵。

在「三庭五眼」的黃金比例中，外鼻長度應當正好占據臉部長度的三分之一。

另外，鼻背與眉間、鼻梁與臉部平面，都應該呈現特定的角度。而從鼻形來看，鼻子可分為鼻根、鼻梁、鼻頭、鼻翼等四大部分，漂亮的鼻子應當鼻根端正、鼻梁挺拔、鼻頭尖尖、鼻翼豐滿。

一般而言，鼻子的缺陷主要表現在以下六部分：

1. 短鼻子，即鼻梁過低或過高，鼻尖則低平甚至圓鈍；
2. 小鼻子，如鼻尖過大或過低，則顯得鼻子較小，影響五官比例和臉部輪廓；
3. 大鼻子，如鼻頭過大或過低，則會使得鼻子顯得較大；
4. 鼻翼，一般存在缺損或過寬的缺陷，鼻翼過寬尤其常見，會使得臉部顯得不和諧，甚至給人笨拙的感覺；
5. 鼻柱，鼻小柱過短，會讓臉部缺乏立體感；
6. 全鼻，有些人鼻部整體都存在缺陷，一般如歪鼻、駝峰鼻、全鼻缺損等。

隨著美容醫學技術的不斷發展，如今鼻部整形的方法也大大增多。如常用的隆鼻手術發展更加迅速，擁有假體隆鼻、自體軟骨隆鼻等多種方法，都能夠有效解決鼻梁扁塌、凹陷等難題。

在眾多美鼻手術中，Dallas（達拉斯）綜合美鼻尤為受人歡迎。這種手術將歐美鼻整形始祖 —— 達拉斯的經典技術個性化運用於東方人種，能夠以最小的代價實現最大的成果，尤其適合於排斥假體、崇尚自然的美鼻追求者。其最大的特點，就是填充物取自人體自身，因此不會出現排斥反應和位移現象，觀感更自然、觸感更真實。

在訂製明星臉的過程中，鼻子可謂重中之重，為此，你可以盡可能地選擇微創手術，這既能夠避免感染問題，其術後恢復快、腫脹不明顯、外表無明顯疤痕的特點，也能夠在保持皮膚自然彈性的同時，有效防止被人發現破綻。

3. 柔潤之頷

如今，很多愛美人士都會選擇下巴整形，下巴也確實擁有提高長相的作用。

依據臉部經典比例，下巴長度應等於臉部長度的五分之一。下巴的形態則要小巧尖俏，呈現出「V」字形。這樣的下巴，也能讓臉部看起來更加精緻，增強臉部輪廓的立體程度。

下巴整形後，效果通常十分自然，幾乎看不出整形的痕跡，因此，也成為愛美人士普遍的選擇。一般而言，下巴整形就是透過填充或削骨的方式，改變下巴的形狀，最終達到理想中的下巴形態，一般適用於下巴較短、後縮或過於發達的情況。

下巴整形的方法主要有五種：

假體墊下巴

這是最常見的下巴整形手術，適用於下巴後縮或小下巴，但缺陷不大的人，這種手術滿意度高，未來併發症也較少。

下巴骨整形

如果下巴骨過短或過於後縮，甚至是歪斜，則可以透過骨整形手術，將下巴骨移動至正中線，並予以延長。

抽脂術

適用於下巴骨邊緣被脂肪淹沒的人，也就是說區域性下巴、嘴角或周圍頸部肥胖的人群，一般集中於老年人。

注射墊下巴

這種方式無須開刀，更加適用於生活節奏緊張的人群，注射材料一般有玻尿酸，會隨著時間被人體吸收。

除此之外，自體脂肪同樣適用於注射墊下巴，且無排斥反應反應、效果持久，但卻可能需要多次手術，才能達到滿意的效果。

截骨術

即將後縮的下巴骨橫向截開，然後將骨頭整體向前移動，適用於下巴過短或下巴骨尖較長的人群。

03
你的容顏，價值千金

容顏，究竟可以帶給我們什麼？

這個問題，每個人都會有不同的答案。有的人會說：「帶來自信。」有的人會說：「帶來關注。」當然，也有人會說：「為什麼要刻意追求容顏？內在美才是最美的！」

常言道：「愛美之心，人皆有之。」人是追逐美的一種高階動物。美，所展現的是人生觀與價值觀，正因為有了對美的追求，我們才會創造出一個個與眾不同的文化，才會建造出一座座風格迥異的大廈，才會有了藝術家，才會有了五彩斑爛的世界。

我們肯定內在美，並且事實上，很多時候一個人的迷人與否，最終都會透過人格魅力去展現；但是，我們同樣擁有追求漂亮容顏的權力。就像東方有「慟哭六軍俱縞素，衝冠一怒為紅顏」的典故，西方同樣有「特洛伊之戰」的故事。女性的容顏，很多時候代表的不僅只是自己的漂亮與否，更代表著一段時間內的大眾審美體系。

我們當然必須創造內在美，但是這不等於，就可以對外在美忽視。漂亮的外表，會讓自己充滿自信，愛美是所有人的追求，古今中外概莫能外。

而到了現在，容顏更加進化，並誕生了這樣一個詞——長相。2016 年，兩位韓國經濟學家在〈婚姻和勞動力市場的整形手術效應〉研究論文中，還提出了「長相經濟學」的概念。

為所有女性朋友帶來福音的是，隨著醫療手段的不斷進步，如今的整形美容變得不再遙不可及，每個愛美、追求美的女性都可以輕鬆獲得。同時，它變得更加安全、迅速、大眾化消費，無論眼睛、耳朵、鼻子、眉毛、牙齒，甚至整個臉型。開啟電視、電腦，翻開報紙，掏出手機，各種整形廣告鋪天蓋地，人們再也不會為了如何找到美容機構而煩惱，反而產生了「選擇太多，無法決定」的困擾！這就是時代的變遷，是社會對於「美麗容顏」的重視。只要我們可以展現出不一樣的自己、更完美的自己，活得瀟脫、自信，那麼我們的容顏，同樣價值千萬！

最後，需要再一次強調：儘管如今整形美容的機構非常多，但是我們必須擦亮眼睛，查證機構的資格、醫生的資格、手術環境等，倘若發現沒有相應資格證明，或選用品牌來路不明的產品，那麼就要大聲說「不」。

唯有最專業的整形，才能創造最讓人賞心悅目的容顏！

電子書購買

爽讀 APP

國家圖書館出版品預行編目資料

訂製妳的專屬美麗，整形美容的藝術與科學：從基礎護膚到高階整形，全方位打造理想之美 / 陳斌 著 . -- 第一版 . -- 臺北市：崧燁文化事業有限公司 , 2024.03
面； 公分
POD 版
ISBN 978-626-394-085-7(平裝)
1.CST: 美容 2.CST: 美容手術 3.CST: 整型外科
416.48 113002579

訂製妳的專屬美麗，整形美容的藝術與科學：從基礎護膚到高階整形，全方位打造理想之美

臉書

作　　者：陳斌
發 行 人：黃振庭
出 版 者：崧燁文化事業有限公司
發 行 者：崧燁文化事業有限公司
E-mail：sonbookservice@gmail.com
粉 絲 頁：https://www.facebook.com/sonbookss/
網　　址：https://sonbook.net/
地　　址：台北市中正區重慶南路一段六十一號八樓 815 室
Rm. 815, 8F., No.61, Sec. 1, Chongqing S. Rd., Zhongzheng Dist., Taipei City 100, Taiwan
電　　話：(02) 2370-3310　　傳　　真：(02) 2388-1990
印　　刷：京峯數位服務有限公司
律師顧問：廣華律師事務所 張珮琦律師

定　　價：399 元
發行日期：2024 年 03 月第一版
◎本書以 POD 印製